Dime qué como ahora

Blanca García-Orea Haro
@blancanutri

Dime qué como ahora

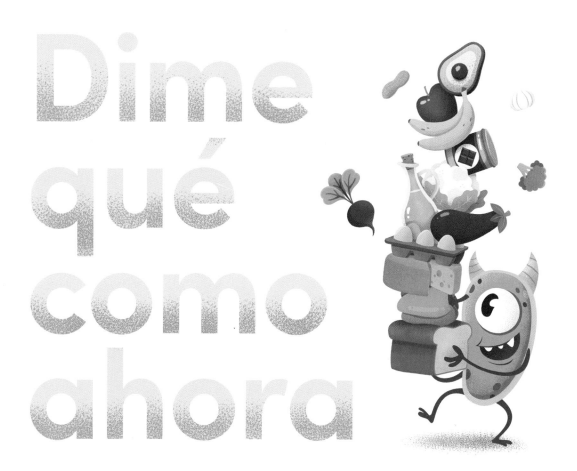

Mejora tu microbiota, tus digestiones y tu energía

Grijalbo

Papel certificado por el Forest Stewardship Council®

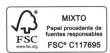

MIXTO
Papel procedente de
fuentes responsables
FSC® C117695
FSC
www.fsc.org

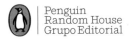

Penguin
Random House
Grupo Editorial

Primera edición: octubre de 2022
Primera reimpresión: octubre de 2022

© 2022, Blanca García-Orea Haro
© 2022, Penguin Random House Grupo Editorial, S.A.U.
Travessera de Gràcia, 47-49. 08021 Barcelona

Fotografías de Elena Bau
Ilustraciones de interior: Ramon Lanza

Printed in Spain — Impreso en España

ISBN: 978-84-253-6233-0
Depósito legal: B-13.809-2022

Compuesto por Eva Arias
Impreso en Gómez Aparicio, S. L.
Casarrubuelos (Madrid)

GR 62330

A mi niño pequeño y a Jorge, por creer siempre en mí sin medidas

A mis padres, por acompañarme siempre

*A mi hermana Marta y a Rubén, para que sigan ayudando
y facilitando la vida con sus productos sin tóxicos*

*A mi hermana Belén, para que algún día ayude a cambiar el mundo
con la odontología integrativa*

*A mis cuñadas y al resto de mi familia, por seguirme siempre
allá donde voy*

A mi querida Ana, por inspirarme en los dibujitos del libro

Índice

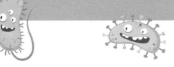

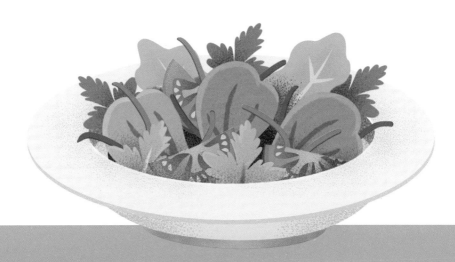

Prólogo

En los últimos años he dedicado parte de mi labor a investigar el estrés, el trauma, la somatización y su influencia en la salud mental. Entender cómo la mente y el cuerpo están íntimamente unidos me parece un tema primordial en pleno siglo XXI y sigo con atención los avances al respecto para poder sanar a mis pacientes y divulgar los descubrimientos que se van produciendo.

Conozco a Blanca desde hace tiempo. Experta en comunicación, ha llevado a la «calle» el mundo de la flora intestinal y lo ha hecho con cercanía, sencillez y base científica. Sabe que soy una psiquiatra «peculiar»: estudio el aparato digestivo y su interrelación con la psiquiatría, en cómo está estrechamente ligado con los niveles de inflamación que, a su vez, provocan el agravamiento de problemas psiquiátricos.

A lo largo de los años, he observado a las personas que somatizaban a nivel digestivo y me di cuenta de que había que unir ambos campos. Casi la mitad de la población se queja de molestias digestivas, y esto se incrementa en aquellas personas que padecen una sintomatología psiquiátrica.

Blanca nos acerca a la microbiota, ese conjunto de microorganismos que tanto afecta al desarrollo de nuestro sistema inmune desde el nacimiento y que ejerce una función defensiva esencial, ya que impide que múltiples elementos agresores accedan a nuestro organismo. Una buena gestión de nuestro aparato digestivo puede ser la puerta de entrada para evitar, sanar o, al menos, paliar enfermedades crónicas, inflamatorias o neuropsiquiátricas. La microbiota se va modificando en función de nuestros hábitos: la salud de la boca, el tipo de parto, la higiene del sueño, el estilo de vida –sedentario o más activo— etc. Y la clave consiste en saber que existe una conexión bidireccional –cerebro-intestino— a través del nervio vago que es determinante en la configuración de nuestro organismo. Soy una fiel defensora de la divulgación de estas cuestiones, puesto que tengo la convicción de que en el futuro el estudio de la microbiota será uno de los grandes pilares de la medicina.

La inflamación se ha convertido en uno de mis focos de estudio y del tratamiento que empleo con mis pacientes. ¡Cuántas veces he repetido que vivimos inflamados y que el XXI es el siglo de la inflamación! La inflamación es un proceso natural que ocurre, por ejemplo, ante una lesión con edema en un momento puntual. Ese instante es necesario para que el cuerpo se recupere de la lesión, y ahí es cuando se ponen en marcha los mecanismos de reparación celular. El proceso inflamatorio es necesario para la curación. ¿Cuándo tenemos que preocuparnos? Ante estados de alerta mantenidos, ya sea por causa de preocupaciones reales o imaginarias. No olvidemos que ese estado de alerta puede deberse también al estrés, a la mala alimentación, a hábitos poco saludables como el sedentarismo, el alcohol y el tabaco o a problemas laborales o familiares. Nuestro organismo no está diseñado para mantener un sistema inflamatorio constante y se daña cuando se activa la inflamación de bajo grado que deteriora gravemente el sistema inmune.

Esta inflamación de bajo grado es la base de muchos de los síntomas que nos acechan: dolores musculares, problemas dermatológicos o digestivos, enfermedades autoinmunes o determinadas depresiones.

En los últimos tiempos, los psiquiatras hemos empezado a tratar algunas depresiones resistentes con remedios antiinflamatorios: dietas simples, productos naturales o incluso fármacos. Este nuevo libro de Blanca, tan ameno y apasionante como los anteriores, dedica un apartado a la dieta antiinflamatoria. En un momento de exceso de información, contar con unas nociones claras y concisas puede ayudarte a equilibrar tu sistema inmune. No siempre hará falta cumplir una dieta cuidada y estricta, pero es sano y positivo conocer cómo funciona nuestro organismo ante diferentes alimentos y hábitos. Mi consejo es animar a cada persona a que se conozca y entienda cómo responde su cuerpo ante el estrés o el miedo. Con ese esquema y entendiendo cómo la alimentación puede regularte, el camino hacia la sanación y la armonía es mucho más sencillo.

Los consejos de Blanca para el día a día, pautas y ejemplos útiles para personas que sufren alguna sintomatología psicológica o física te ayudarán a comprender cómo reacciona tu organismo.

Es importante no abrumarse al adentrarse en el libro. El exceso de información puede provocar que percibas una sensación de culpa por no saber cuidarte o por mantener hábitos alimenticios poco saludables. Los cambios suceden poco a poco, así que empieza por saber cuáles son los mecanismos que te regulan y ya decidirás luego por dónde emprender el camino.

Estoy segura de que este nuevo libro de Blanca te ayudará a acercarte a un estilo de vida más sano, lo que, a la larga, potenciará tu bienestar físico y psicológico.

Dra. MARIÁN ROJAS
Médica, escritora y psiquiatra

Madrid, a 22 de junio de 2022

Introducción

En mi libro *Dime qué comes y te diré qué bacterias tienes* hablaba sobre los microorganismos que tenemos dentro del cuerpo, sus funciones, cuáles son sus beneficios, su relación con la inmunidad, etc. Ahora vamos a hablar sobre los microorganismos que podemos encontrar en los alimentos y que introducimos en el cuerpo. En muchos casos estos microorganismos podrían ser indeseables y no bienvenidos, ya que tienen la capacidad de causarnos infecciones, intoxicaciones o enfermedades.

Controlar lo que ingerimos es importante, porque podría hacernos daño o desequilibrar nuestras bacterias beneficiosas (microbiota), así que es fundamental para que todo funcione bien en nuestro interior.

Un trabajo en equipo

No estamos solos, siempre vamos acompañados de billones de bichitos o microbios que viven sobre nosotros y dentro de nuestro cuerpo. Sin ellos no podríamos vivir, pero en algunos casos pueden entrañar peligro y hacernos enfermar. Por ejemplo, las bacterias que tenemos en la boca pueden producir caries si no nos lavamos los dientes a menudo, o los microorganismos de los alimentos en mal estado podrían tener efectos nocivos en nuestro cuerpo. Los microorganismos no siempre son buenos, pero, en general, si hacemos las cosas bien, sí lo son.

Los microbios son la forma de vida más pequeña que existe en la Tierra; no podemos verlos a simple vista, son muy muy pequeños y tienen diferentes formas y tamaños. A todos los microbios que viven dentro de nuestro cuerpo se les llama «microbiota» y son un conjunto de microorganismos (virus, bacterias, hongos, parásitos, arqueas, etc.). Tenemos bacterias en la piel, en la nariz, la boca, el oído, los pulmones, en el ombligo, en el estómago, en el intestino, etc.

Recordemos que estos billones de bacterias conviven con nosotros en una relación de simbiosis, es decir, nosotros les proporcionamos la casita donde viven (nuestro cuerpo) y el alimento (la comida que comemos) y ellas, a cambio, nos reportan grandes beneficios.

Nadie tiene los mismos microorganismos (microbiota) que otra persona, somos únicos, y estos van cambiando en función de nuestros hábitos: de nuestra alimentación, salud de la boca, higiene, tiempo de lactancia materna, sueño, edad, ejercicio físico, de si vives con animales o no, etc. Entre las funciones que ejerce la microbiota está la regulación de la inmunidad. Desde que nacemos contribuye al desarrollo del sistema inmune evitando que otros patógenos se queden dentro de nuestro cuerpo y nos causen enfermedades, y también ejerce una función moduladora del sistema inmune a través del reconocimiento de virus, parásitos, bacterias u otros elementos agresores.

Por tanto, si se altera la composición de la microbiota, la inmunidad se verá comprometida y seremos más propensos a padecer distintas enfermedades. Las embarazadas, los bebés, los ancianos y las personas que tienen un sistema inmune debilitado son más vulnerables a sufrir intoxicaciones alimentarias.

¿Cómo ha podido llegar hasta nuestro organismo toda esa cantidad de bacterias? Se encuentran en la comida que ingerimos, en la piel, en las manos, también vienen del aire que respiramos, de las mascotas... muchas entran y salen, mientras que otras se quedan a vivir con nosotros.

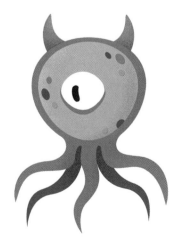

CAPÍTULO 1

¿Cómo pueden causarnos problemas los alimentos?

La mayor parte de los alimentos que comemos pueden contener bacterias malas o microorganismos patógenos, pero, por suerte, cuando llegan al estómago, este actúa como una caldera ácida (con un pH entre 1 y 2, prácticamente sin microbios), lo que hace que las bacterias procedentes del exterior mueran en su gran mayoría antes de pasar al intestino. Por eso es tan importante mantener el estómago ácido, así mueren los microorganismos antes de que lleguen al intestino y se queden con nosotros. Nuestro estómago es ácido de manera fisiológica, pero una mala alimentación, el estrés, el alcohol, el tabaco o no descansar adecuadamente son factores que influyen en que baje su grado de acidez.

Una vez en el intestino, será la microbiota la que controlará que los microorganismos ejerzan un papel beneficioso, pero para ello debe estar sana y bien alimentada; de lo contrario, no será capaz de cumplir sus funciones.

Por otro lado, la barrera intestinal es la que colabora con nuestro sistema inmune en el desarrollo de la función defensiva; es decir, nuestra barrera intestinal tiene una permeabilidad selectiva, o lo que es lo mismo, deja pasar las sustancias beneficiosas, pero una mala alimentación rompe esa permeabilidad y hace que quede abierta, como un colador, por donde pasan sustancias tóxicas a la sangre que provocan síntomas tanto digestivos como extradigestivos, inflamación y enfermedades.

También puede pasar que, si tienes un estómago poco ácido, parte de las bacterias patógenas no mueran y lleguen con facilidad al intestino. Por eso es tan importante que el estómago esté en perfectas condiciones. Y debes saber que no es lo mismo sentir acidez que tener el estómago muy ácido.

FACTORES QUE PUEDEN CAUSAR FALTA DE ACIDEZ EN EL ESTÓMAGO
- abuso de azúcares, edulcorantes, grasas malas y aditivos artificiales
- alcohol
- tabaco
- estrés
- abuso de antiácidos

FACTORES QUE MANTIENEN EL NIVEL DE ACIDEZ DEL ESTÓMAGO
- seguir una alimentación equilibrada y sana
- evitar el alcohol
- no fumar
- controlar el estrés
- descansar adecuadamente

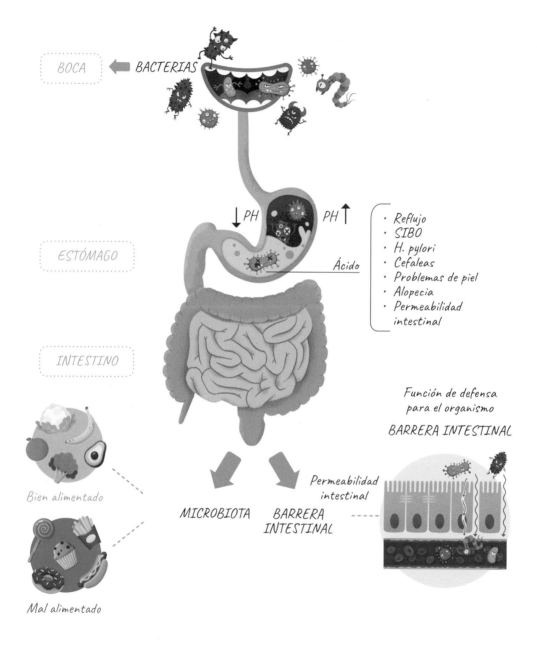

BOCA ← BACTERIAS

ESTÓMAGO

↓ PH   PH ↑

Ácido

- Reflujo
- SIBO
- H. pylori
- Cefaleas
- Problemas de piel
- Alopecia
- Permeabilidad
  intestinal

INTESTINO

Bien alimentado

Mal alimentado

MICROBIOTA   BARRERA
              INTESTINAL

Permeabilidad
intestinal

Función de defensa
para el organismo

BARRERA INTESTINAL

Seguridad de los alimentos

El ser humano ha confiado siempre en su capacidad sensorial para seleccionar los alimentos que podía o no consumir. El aspecto, el olor o el sabor han sido los indicadores más llamativos y orientativos para decidir si un producto podía ingerirse o no. Sin embargo, las investigaciones nos han demostrado que un producto puede tener buen aspecto y, sin embargo, estar contaminado.

Hay sabores, como el amargo, que se han relacionado con productos en mal estado o venenosos; de hecho, los niños lo tienen claro. La mayor parte de los pequeños rechazan las verduras, y uno de los motivos es su sabor amargo. Es un rechazo innato en los bebés, que los protege de la ingestión de venenos, dado que muchos compuestos amargos (no todos) son tóxicos. Como los niños se meten en la boca cualquier cosa que tengan al alcance, el riesgo de envenenamiento es mucho mayor. Por lo general, este rechazo al sabor amargo de verduras o medicamentos va mejorando con la edad.

Es recomendable que los padres expongan a sus hijos de forma repetida a este tipo de alimentos amargos, siempre sin forzar, porque así habrá más probabilidad de que empiecen a aceptarlos antes. La paciencia es clave, pero, además, la exposición de la madre a verduras y frutas en el embarazo hará que el feto se acostumbre a su sabor porque el sabor de los alimentos llega al líquido amniótico a través de la placenta. Y, por supuesto, si los padres las ingieren de manera habitual en casa será aún más fácil.

Otro motivo por el que los bebés rechazan las verduras es porque son alimentos con pocas calorías y es algo que el niño es perfectamente capaz de detectar. Prefieren los alimentos más calóricos o energéticos porque son los que los ayudarán a desarrollarse y crecer de forma más eficaz. Entonces, como les gustan los alimentos más calóricos, no les des las verduras solas, siempre mézclaselas con grasas buenas, como un buen chorreón de aceite de oliva virgen extra en crudo o trocitos de aguacate; también puedes añadir patata, boniato, quinoa, arroz, legumbres, etc., que son alimentos más calóricos.

Por otro lado, siempre nos preguntamos por qué a los niños les gusta el dulce a cualquier edad; pues bien, la leche materna, gracias a su contenido en lactosa, tiene un característico sabor dulce. De esta manera el bebé no rechazará la leche de su madre y siempre le será más familiar este sabor. Además, el sabor dulce siempre suele estar presente en alimentos más calóricos. Que los niños tengan preferencia por el dulce no justifica que se les den productos azucarados a diario, como por ejemplo las galletas, los yogures de sabores y azucarados, la crema de cacao azucarada, los zumos, etc. Sin embargo, la naturaleza sí nos proporciona alimentos naturalmente dulces, como las frutas, los copos de avena o la canela.

CÓMO DETECTAR QUE COMER UN ALIMENTO ES SEGURO

Los sentidos podrían traicionarnos porque nos apetecerá un alimento con un olor, sabor y aspecto agradables; sin embargo, rechazaremos sin duda un alimento con mal aspecto, olor y sabor. Pero podemos estar equivocándonos, porque precisamente los microbios (patógenos) causantes de enfermedades no suelen alterar el alimento. Es decir, son capaces de desarrollar niveles altos de toxinas sin provocar cambios relevantes en la apariencia, el olor y el sabor del alimento. Esta capacidad de infectar un alimento sin dar pistas les confiere una gran ventaja para atacar organismos superiores, pues pueden introducirse en ellos de manera silenciosa y discreta; de otra forma, rechazaríamos el alimento y los patógenos no podrían acceder a nuestro interior.

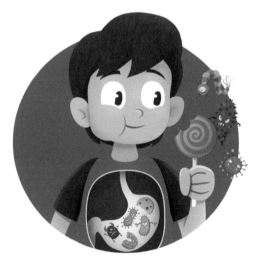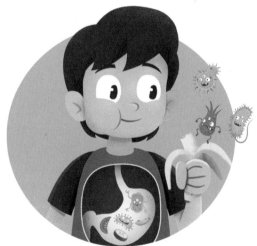

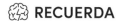 **RECUERDA**
....

El aspecto, la textura, el olor o el sabor de un alimento no son indicadores lo bastante fiables como para determinar que un alimento es seguro.

Un alimento de apariencia normal, no alterado, también puede transmitir enfermedad si se han dado las circunstancias propicias.

> CAUSAS PARA EL DETERIORO DE LOS ALIMENTOS
> - un periodo de conservación largo en condiciones inadecuadas (fecha de caducidad pasada, mantenimiento del alimento a una temperatura inadecuada para su conservación)
> - varias congelaciones sucesivas que hayan dado lugar al desarrollo de microorganismos patógenos
> - cocinado insuficiente (alimento crudo o medio-crudo)

> CLAVES PARA MANTENER LOS ALIMENTOS INOCUOS
> - mantener la limpieza
> - separar alimentos crudos y cocinados
> - cocinar por completo
> - mantener los alimentos a temperaturas seguras
> - usar agua y materias primas seguras

¿Cuántas veces te has comido un alimento solo porque tiene buen aspecto, huele bien y, además, sabe bien? Pues ahora sabes que esto no es lo único que debes tener en cuenta.

Un alimento contaminado no tiene por qué estar alterado. Una mayonesa con salmonela tendrá un aspecto, un olor y un sabor totalmente normales. No serías capaz de distinguirlo a simple vista.

También pasa con el arroz y con la pasta o en las conservas. No hay testigos o características que nos den pistas de que no debemos tomarlos, y por eso debemos conservar bien estos alimentos o consumirlos antes de la fecha de caducidad en el caso de las conservas.

Los microorganismos están muy extendidos, son ubicuos; pese a ello, solo una pequeña parte serán capaces de producir enfermedades en los humanos. Por ello, es importante distinguir entre microorganismos alterantes y aquellos patógenos, es decir, los que son capaces de provocar enfermedades de transmisión alimentaria.

- **Microorganismos beneficiosos:** Son las bacterias beneficiosas que se encuentran en alimentos fermentados como son el yogur, el queso, el kéfir, el miso, etc.
- **Microorganismos alterantes:** No tienen por qué ser patógenos, pero cambian las características del alimento y lo transforman en un alimento no deseable: texturas anómalas, colores raros, olores diferentes, etc.; todo aquello que nos hace rechazar un alimento por estar alterado, pero que no tiene por qué causar ningún tipo de enfermedad.
  › Ejemplos: el pan, cuando se pone duro; la fruta pasada de color marrón

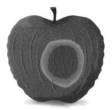

- **Microorganismos patógenos:** Son los que producen enfermedad. Pueden producir efectos adversos en el consumidor por contener sustancias tóxicas, sustancias propias (naturales) o sustancias extrañas (contaminantes), o bien por la presencia de microorganismos patógenos superior a los límites permitidos para considerarse seguros.
  › Ejemplo: alimentos contaminados con listeria

TIPOS DE PELIGROS QUE PODEMOS ENCONTRAR EN LOS ALIMENTOS

Se pueden clasificar según su origen en:

- Peligros biológicos: bacterias, parásitos, virus y toxinas
- Peligros químicos: pesticidas, metales pesados o cualquier otra sustancia o compuesto con efectos sobre la salud
- Peligros físicos: trozos de cristal u otro material frágil, metal o cualquier sustancia ajena al alimento

En casa los que realmente nos preocupan son los peligros de origen biológico (bacterias, parásitos, virus y toxinas), porque es lo que nosotros podemos controlar al almacenar la comida.

Los alimentos podrían contaminarse en cualquier etapa de la cadena de producción: en el procesamiento, la distribución, el almacenamiento o la preparación. Por ello, toda la cadena alimentaria tiene que esforzarse para que esto no suceda. Contamos con legislación y controles para reducir el riesgo de contaminación; nosotros, en casa, también tenemos un papel que desempeñar a la hora de almacenar la comida, cocinarla de manera correcta, etc.

Los patógenos que causan enfermedades de origen alimentario tienen la particularidad de que crecen en condiciones de humedad, pH y temperatura similares a las del interior del cuerpo humano y, además, son capaces de sobrevivir a condiciones estándar de temperatura (20 °C).

Los alimentos pueden tener microorganismos de manera natural. Lo que tenemos que conseguir es que estos microorganismos no se multipliquen, y para ello no vamos a facilitarles las condiciones perfectas para su crecimiento.

Factores para evitar la contaminación

Factores del propio alimento que van a influir en el crecimiento de los microorganismos:

- **pH del alimento (pH = 7 neutro, pH ácido 1-7, pH básico 7-14):** Los microorganismos crecen bien en alimentos con pH cerca de la neutralidad (pH = 7), por lo que cuanto más nos alejemos de ese pH, más difícil será su crecimiento.
  › Alimentos con pH ácido: vinagre, cítricos (naranja, pomelo, limón, etc.). En ocasiones se añade ácido láctico a los alimentos para aumentar la conservación.

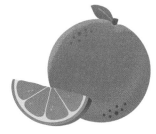

- **Cantidad de nutrientes:** En los alimentos ricos en proteínas o almidones los microorganismos crecerán mejor porque utilizan esos nutrientes para multiplicarse.

- **Cantidad de agua** disponible en un alimento para que los microorganismos se multipliquen.
  › Ejemplo: las frutas deshidratadas, los frutos secos

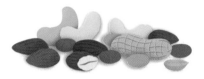

  › Las grandes concentraciones de azúcar o sal en el alimento también disminuyen la actividad de agua y, por tanto, sus microorganismos. Por ejemplo: alimentos en salazón, como las anchoas o el jamón curado.
- **Estructura biológica:** Protegen el alimento por su propia estructura; por ejemplo, los alimentos que tienen cáscara, como los plátanos.

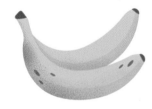

Iremos viendo poco a poco otros factores ajenos al alimento, pero que también influyen en el crecimiento de los microorganismos, como la temperatura (rotura de la cadena de frío o de calor) o la humedad del ambiente.

SÍNTOMAS COMUNES POR LA INTOXICACIÓN DE ALIMENTOS

Las enfermedades de transmisión alimentaria suelen producir síntomas gastrointestinales que se detallan en la siguiente tabla.

> SÍNTOMAS LEVES DERIVADOS DE UNA INTOXICACIÓN POR ALIMENTOS
> - fiebre
> - diarrea
> - vómitos
> - náuseas
> - dolor abdominal

Estos síntomas gastrointestinales son los más comunes y, por suerte, suelen remitir en 2 o 3 días.

Pero tenemos que tener en cuenta que, aunque solo causen síntomas gastrointestinales y estos se pasen pronto, el sistema digestivo se irrita y la microbiota se debilita, con lo que, si esto se repite muchas veces, es probable que cada vez sea más difícil recuperar un estado intestinal saludable. Como ya sabes, esto afecta a todos los niveles: digestivo, mental, hormonal e inmunológico.

SÍNTOMAS GRAVES DERIVADOS DE UNA INTOXICACIÓN POR ALIMENTOS
- visión borrosa
- parálisis, hormigueo o entumecimiento de la piel
- debilidad
- aturdimiento: mareo o desmayo
- hundimiento de los ojos y las mejillas
- síntomas inmunológicos, reumatológicos u otros que pueden llegar a comprometer la vida

ALIMENTOS DE ALTO RIESGO

Los alimentos de alto riesgo son los que reúnen todas las condiciones necesarias para el crecimiento de microorganismos: pH neutro, humedad y nutrientes (ricos en proteínas o almidón).

Si se da toda esta combinación de factores y la sumamos a que los alimentos no se mantienen bajo control de temperatura, pueden proliferar toxinas que causen una intoxicación alimentaria.

ALIMENTOS DE ALTO RIESGO
- Carne picada: Es un producto manipulado previamente; al estar picado presenta mayor superficie posible de contaminación

para que las bacterias campen a sus anchas.
- Carne cruda: carpaccio, tartar...
- Aves (cocinadas o crudas)
- Pescado crudo o marinado
- Leche cruda, quesos crudos o salsas o cremas con leche cruda
- Huevos crudos y cocidos o fritos
- Alimentos listos para el consumo: Son los que no necesitan tratamiento térmico para consumirlos, como las bolsas de ensalada o los zumos no pasteurizados.
- Arroz cocido y pasta cocida

Desinfección de estropajos y bayetas

Los estropajos, los trapos y las bayetas acumulan cantidad de bacterias por ser porosos, con grosor, estar húmedos y en contacto continuo con comida y suciedad. Esto los convierte en la casita perfecta de los microorganismos, aunque estén en contacto continuo con jabón.

Que se vean limpios no quiere decir que los estropajos y bayetas estén libres de bacterias y desinfectados.

- Lo primero que debemos saber es que no conviene alargar mucho la vida útil de estropajos, bayetas, trapos, esponjas, etc.

Son, sin duda, los objetos con más cantidad de patógenos (bacterias malas) de la casa. Lo ideal sería cambiarlos 1 vez a la semana o cada 10 días. No vale lavarlos en lavadora.

- Es muy importante retirar bien los restos de alimentos que se quedan en el estropajo, porque esto es un gran foco de infecciones.
- Otra cosa que deberíamos hacer es utilizar bayetas diferentes para secar lo que ya está limpio y otra para recoger lo sucio. Así no esparcirás las bacterias por toda la cocina.

- Limpia, escurre y deja secar después de cada uso (extendiendo la bayeta para evitar que se acumule humedad).
  › Desinfección: Mételos en agua cubiertos por completo y en ebullición, o déjalos metidos en lejía alimentaria durante unos 5-10 minutos.
- Paños de cocina:
  › Lo ideal es tener 3: uno para limpiarse las manos de los restos de comida, otro para secar la encimera limpia y otro para secar los utensilios.
  › Deberían cambiarse como mucho cada 2 días.

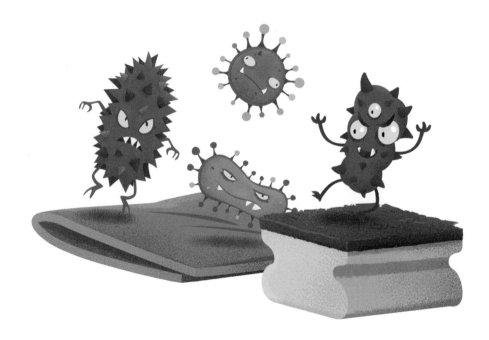

CAPÍTULO 2

Conservación de los alimentos

La temperatura es el factor que tenemos al alcance para controlar el crecimiento de los microorganismos o destruirlos.

- La mayoría de los microorganismos se desarrollan en temperaturas que van desde los 5 a los 65 °C.
  › No todos los microorganismos crecen a las mismas temperaturas, pero en general ninguno crece por encima de 65 °C ni por debajo de 5 °C.
- Las temperaturas frías no destruyen los microorganismos, solo ralentizan su crecimiento. La temperatura de congelación no mata microorganismos, solo detiene su crecimiento y en el momento de la descongelación es cuando retoman la actividad de multiplicación.
- La aplicación de calor sí destruye los microorganismos a partir de los 65 °C.

Las cocinas de casa suelen tener la temperatura perfecta para la multiplicación de los microorganismos, pues oscila entre unos 20 °C y 35 °C (temperatura ambiente).

Fecha de consumo preferente y fecha de caducidad

Recuerda que, aunque los alimentos se conserven en frío, no duran eternamente.

- **Fecha de consumo preferente:** Es la vida útil del alimento, durante la que este va a conservar todas sus propiedades organolépticas (mantiene sabor, color, textura). A partir de esa fecha los alimentos siguen siendo seguros unos días o semanas después, siempre que el envase no esté deteriorado y se hayan cumplido las condiciones de almacenamiento, pero las propiedades sensoriales pueden cambiar y hacerse más indeseables.
  › Puede pasar con el pan; más allá de su fecha de consumo puede perder propiedades sensoriales: por ejemplo, la textura se vuelve dura, pero aun así el consumo sigue siendo seguro.
  › Ejemplo: aceites, cereales, legumbres en crudo, pasta y arroz en crudo, frutos secos, yogures, quesos curados, entre otros.
- **Fecha de caducidad:** La llevan los alimentos perecederos con un período de vida útil más corto. Nos informa acerca de durante cuánto tiempo ese alimento es seguro.
  › A partir de la fecha de caducidad, no podemos asegurar que el alimento sea seguro.
  › Ejemplo: carnes o pescados, productos al vacío, jamón cocido, salmón ahumado.

Nevera

La temperatura fría sirve para detener el crecimiento, no destruye el microorganismo.

- carnes frescas
- pescados frescos y mariscos
- leche (envase abierto)
- yogures, kéfir y quesos
- embutidos
- salmón ahumado
- semiconservas como las anchoas
- todos los platos cocinados deben permanecer en el frigorífico
- huevos
- frutas, según el punto de maduración
  - › excepto las fresas, frambuesas, grosellas, moras y cerezas, que deben meterse en nevera al llegar a casa porque les afecta mucho el calor
- verduras: las verduras de hoja verde, como la lechuga, las espinacas o las acelgas; las setas y los champiñones; las alcachofas; los pimientos; las berenjenas; los calabacines; el repollo; la col; la zanahoria

- todas las frutas o verduras troceadas o cocinadas
- todos los alimentos **envasados abiertos**, todas las conservas (encurtidos, pescados en lata, verduras o legumbres en conserva, etc.) y alimentos esterilizados en brick (salsas, leche, bebidas vegetales, cremas, etc.)

Latas abiertas: una vez que se abre una lata, si no se consume todo el contenido es preciso guardarlo en un envase con tapa, cubierto con el líquido de la lata. Esto es necesario porque el contacto del alimento con el metal y el oxígeno puede provocar la aparición de manchas de óxido con la lata abierta.

- alimentos secos: legumbres, pasta o arroz
- conservas de pescado (no las semiconservas como las anchoas)
- conservas de verduras
- conservas de legumbres
- cacao puro

- leche (cerrada)
- especias
- frutos secos y semillas
- harinas
- aceite de oliva virgen extra o de coco (abierto o no)
- vinagre pasteurizado y no pasteurizado (tapado herméticamente en un lugar seco, fresco y oscuro)
- frutas enteras y verduras, según el punto de maduración: aguacate entero, tomate, plátanos, piña entera, melón entero, sandías enteras, manzanas, peras, kiwis, naranjas, cebolla entera, ajos, judías verdes, etc.
- tubérculos como la patata, el boniato o la yuca
- pan

- Encima: frutas y verduras que requieran refrigeración, como las ensaladas de bolsa u otras frutas o verduras.
- Encima: lácteos (yogur, kéfir, quesos, leche abierta), huevos, bebidas pasteurizadas.
- Encima: alimentos cocinados, que se colocan arriba del todo porque es el sitio menos contaminado por carne o pescado crudos.
- Puerta: mermelada, chocolate, crema de frutos secos, salsas como la mostaza o el tomate frito. (La puerta es la zona menos segura por la diferencia de temperatura al abrir y cerrar, por lo que debemos poner cosas que no se estropeen con facilidad, así que los huevos nunca irán en la puerta).

EL ORDEN EN LA NEVERA

Colocar los alimentos con un cierto orden en la nevera puede afectar al tiempo de conservación.

CÓMO REPARTIR LOS ALIMENTOS EN LA NEVERA
- La parte de abajo del frigo es la más fría: carne y pescado frescos no cocinados.

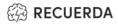 **RECUERDA**

Los alimentos de riesgo, como el huevo o la leche abierta, no deben ir en la puerta de la nevera porque es la zona con más cambios de temperatura.

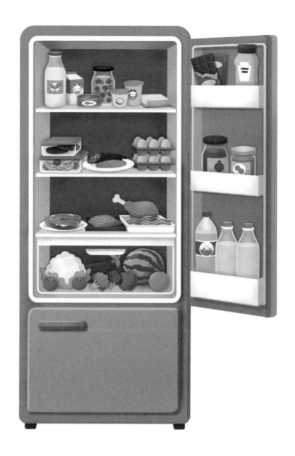

- carne picada cruda o cocinada: 1-2 días
- pescado crudo: 1-2 días
- pescado cocinado: 3-4 días
- embutido curado abierto: 7 días
- embutido cocido abierto: 2-3 días
- arroz y pasta cocinados: 1-2 días
- tomate frito abierto: 3 días
- queso rallado abierto: 4 días
- leche o bebida vegetal abierta: 3 días
- mayonesa de bote abierta: 10 días

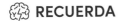 RECUERDA

Una vez que se pela o corta un vegetal, hay que guardar esa pieza siempre en la nevera por seguridad alimentaria.

¿CÓMO CONSERVAR LAS CONSERVAS DE PESCADO ABIERTAS?

- Si están envasadas en lata: Una vez abiertas se conservan en frío, fuera de la lata, en un táper hermético, durante 4-5 días y cubiertas con el líquido de cobertura.

- Si están envasadas en vidrio: Se conservan en la nevera en el propio envase durante 4-5 días y cubiertas con el líquido de cobertura.

EMBUTIDOS COCIDOS

Si los compras envasados y los mantienes sin abrir, la fecha de caducidad será la que venga en el propio envase; una vez que abres el envase, o si lo compras al corte en la charcutería, tienes 2-3 días para consumirlo y se conserva siempre dentro de la nevera.

ARROZ Y PASTA

¿Por qué el arroz y la pasta cocinados duran tan poco tiempo en la nevera?

El arroz y la pasta contienen de forma natural una bacteria llamada *Bacillus cereus*, que se encuentra por lo común en el suelo y, por tanto, en los cultivos de cereales o especias. Cuando se cocinan, las células de *Bacilus cereus* se destruyen, pero lo que no se destruye con el calor son las esporas, porque son muy resistentes a temperaturas de cocción y pueden permanecer en el alimento.

El arroz y la pasta, por tanto, deben consumirse tan pronto como se hayan cocinado; para ello lo ideal es cocinarlos en porciones pequeñas que puedan consumirse casi al momento.

Evita mantener el arroz y la pasta a temperatura ambiente. Enfríalo enseguida y no lo recalientes más de una vez. Puedes mantenerlo caliente por encima de los 60 °C o bien por debajo de los 5.

Cuando abras un paquete de arroz (en crudo) almacénalo en un tarro hermético en un lugar fresco y seco, alejado del calor y la humedad, porque son dos factores que aumentan las posibilidades de que crezcan las bacterias.

Estos alimentos pueden provocar una intoxicación alimentaria, y lo normal es que solo cause síntomas gastrointestinales, que se resuelven en pocas horas. En principio, no es grave, pero podría llegar a serlo, sobre todo en personas vulnerables (embarazadas, niños, ancianos e inmunodeprimidos). También podría complicarse la intoxicación en caso de ingerir el alimento con las esporas; por este motivo es importante mantenerlo en las condiciones adecuadas.

Aunque los síntomas «solo» sean gastrointestinales, siempre tienen un impacto en el deterioro de la microbiota intestinal.

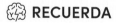 RECUERDA

El arroz contaminado no presenta diferencias de color, sabor, olor o texturas; por este motivo es importante

consumirlo cuanto antes y conservarlo de manera adecuada en la nevera, lo ideal durante no más de 1 día.

CARNE DE AVES

La carne de ave, como habrás podido ver en la lista anterior, es otro de los alimentos de riesgo y, tanto en crudo como en cocinado, dura poco tiempo en la nevera.

Una de las bacterias que más preocupan es la *Campylobacter*, bacteria muy ligada a la carne de ave. Provoca campilobacteriosis, una enfermedad que causa gastroenteritis (diarrea, dolor abdominal y fiebre); no es grave, pero puede llegar a serlo en personas vulnerables (embarazadas, niños, ancianos e inmunodeprimidos). Y recuerda que todos estos episodios van deteriorando tu tan preciada microbiota intestinal irritando el sistema digestivo poco a poco.

Aunque suene contradictorio, no laves nunca el pollo o el pavo, y, si lo tocas con las manos, lávatelas después de inmediato y antes de tocar cualquier otro utensilio o alimento. Lavar el pollo o el pavo crudo favorece la dispersión de bacterias patógenas por la cocina. Esta misma práctica se extiende al resto de las carnes, los pescados o el huevo. Si necesitas retirar restos de plumas o de huesos, etc., hazlo con papel de cocina, no lavándolo.

Para acabar con bacterias como la *Campylobacter*, cocina la carne hasta que esté totalmente hecha y alcance una temperatura de al menos 70 °C en el interior del alimento. No comas nunca carne de pollo (o carne de aves) cruda. También sería bueno recalentar bastante la carne de ave antes de comerla.

No dejes que la carne de pollo se enfríe a temperatura ambiente, sobre todo si está cruda, ya que esto favorece el crecimiento de las bacterias que pudieran estar presentes. Si almacenas el pollo crudo en la nevera, ten cuidado con el jugo que libera, porque podría contaminar el resto de los alimentos. Lo ideal es ponerlo dentro de un táper con rejilla para recoger el líquido de forma adecuada.

Podrías congelarlo, pero acuérdate siempre de descongelarlo en el frigorífico y consumirlo en 24 horas, cocinándolo bien previamente.

Pollo

POLLO DE CORRAL

«Pollo de corral» es la denominación genérica para todos los pollos del mercado. Aunque todo el mundo asocia el pollo de corral a un animal criado a la vieja usanza, lo cierto es que esta denominación no está recogida por la legislación y se utiliza con fines «marketinianos», ya que «aves de corral» es una denominación genérica que engloba todas las especies con independencia de su sistema de producción.

El color tampoco es indicativo, porque pueden ser más amarillos por alimentarse de maíz, pero tampoco sabemos si es transgénico; incluso se puede añadir a la dieta del pollo ciertos colorantes sintéticos o naturales para darle este color anaranjado. No es más natural por ser más amarillo.

Cuando compramos pollo de corral no tenemos ninguna información sobre el origen de los pollos, su forma de cría, su alimentación ni su bienestar durante el crecimiento. El pollo de corral se vende más caro que el industrial, pero ambos tienen la misma calidad.

POLLO CONVENCIONAL O INDUSTRIAL

Crecen en naves o jaulas con alta densidad de animales (no más de 16 pollos por metro cuadrado), los gallineros están iluminados de forma artificial como máximo 18 horas al día.

Tienen un control veterinario y de enfermedades muy estricto y se medica a los animales de forma preventiva para garantizar una alta garantía sanitaria.

Los pollos convencionales se alimentan con pienso a base de maíz, soja y trigo. Son aves de crecimiento rápido, por lo que pueden sacrificarse a los 42 días de vida.

POLLO CAMPERO

Es un término medio entre el pollo industrial y el ecológico. Los hay de tres tipos:

- campero normal
  - › Se crían en espacios más amplios que los pollos industriales (12 o 13 pollos por metro cuadrado).
  - › Tiempo de vida de 56 días.
- campero tradicional
  - › 2 metros cuadrados de parque por cada ave.
  - › Son razas de crecimiento lento: la edad mínima de sacrificio es de 81 días.
- campero criado en libertad
  - › Tienen una superficie ilimitada exterior donde pasear, picotear y descansar.
  - › Son más parecidos a los ecológicos, pero la diferencia es que no tienen una normativa en cuanto a las horas de descanso, la medicalización preventiva, el uso de grano transgénico o tratado con productos químicos (fertilizantes, plaguicidas, etc.) para alimentarlos.
  - › Son aves de crecimiento lento: la edad mínima de sacrificio es de 81 días.

POLLO ECOLÓGICO

Un pollo ecológico es siempre pollo de corral, pero no al contrario; esta distinción es importante.

Se alimentan de pienso ecológico y maíz no transgénico, y los alimentos que toman no se tratan con sustancias químicas como pesticidas, fertilizantes, aditivos ni antibióticos.

Tienen libertad de movimiento y un mínimo de 8 horas de descanso sin luz artificial.

Se sacrifican a los 81 días de vida. El crecimiento es más lento que el de los pollos industriales, y esto se traduce en una carne más firme y sabrosa, además de que es evidente que un pollo mejor cuidado, igual que un humano, tendrá más minerales y vitaminas disponibles, así como proteínas de mejor calidad.

HUEVOS

Numeración

En este apartado veremos la clasificación de los huevos según el sistema de producción aplicado. Estos son los diferentes tipos de producción si los números empiezan por:

- **0:** Producción ecológica. Las gallinas viven al aire libre y se alimentan con pienso ecológico.
- **1:** Camperas. Igual que las de producción ecológica, pueden salir al exterior a picotear y escar-

bar la tierra, pero la diferencia es que el pienso en el que basa su alimentación no es ecológico.

- **2:** En el suelo. Gallinas denominadas «de suelo», están libres en el suelo, pero en el interior de una nave y sin salida al exterior. Iluminación artificial 24 horas.
- **3:** En jaulas. Gallinas criadas en jaulas. Es el sistema de crianza más habitual en España debido a su bajo coste de producción. Permite una recogida fácil de los huevos que evita que se ensucien con estiércol. La crianza se desarrolla de un modo poco natural dado el escaso espacio para el movimiento de los animales y la iluminación artificial 24 horas.

Los números 2 y 3 tienen iluminación artificial las 24 horas. Recuerda que la vitamina D es imprescindible para calcificar y se obtiene a través de la luz solar, a la que las gallinas enjauladas no tienen acceso.

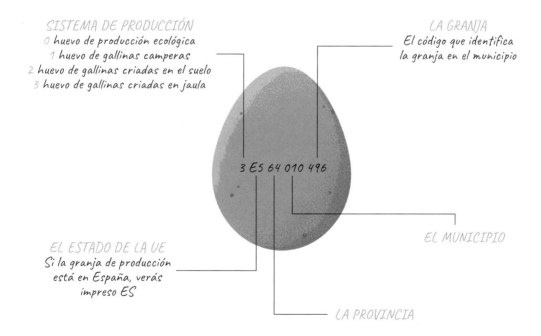

SISTEMA DE PRODUCCIÓN
0 huevo de producción ecológica
1 huevo de gallinas camperas
2 huevo de gallinas criadas en el suelo
3 huevo de gallinas criadas en jaula

LA GRANJA
El código que identifica
la granja en el municipio

3 ES 64 010 496

EL MUNICIPIO

EL ESTADO DE LA UE
Si la granja de producción
está en España, verás
impreso ES

LA PROVINCIA

Tamaños del huevo

Las gallinas comienzan a poner huevos a las 17-18 semanas de edad, por lo que los huevos que depositan con esta edad tienden a ser de menor tamaño que los que pondrán a medida que vayan creciendo.

Huevos de color blanco o marrón

No hay diferencias a nivel nutricional entre los huevos blancos o los marrones. El color de la cáscara viene determinado por la raza de la gallina ponedora de huevos y no afecta a las propiedades nutricionales del huevo ni al sabor. Las gallinas blancas ponen huevos de color blanco y las gallinas marrones, huevos de color marrón.

Los huevos marrones suelen tener un tamaño mayor porque las gallinas marrones son de mayor tamaño que las blancas.

A veces, aparecen manchas rojas en el huevo. Se trata de un coágulo de sangre que se produce por la ruptura de un vaso sanguíneo en el oviducto de la gallina cuando el huevo está formándose.

Si encuentras esta pequeña mancha, puedes retirarla sin problema y consumir el huevo con normalidad.

¿Por qué un huevo puede tener doble yema?

Puede ser por desajustes hormonales que permiten liberar dos óvulos de gallinas (yemas) en vez de uno, producidos en dos etapas diferentes de la vida de las gallinas.

- O bien por ser gallinas jóvenes que comienzan la etapa de postura y sus ciclos reproductivos aún no se encuentran bien sincronizados, por lo que pueden liberar dos yemas al mismo tiempo.
- O bien por ser aves ponedoras maduras que están en la etapa final de su ciclo de reproducción.

Si este huevo de dos yemas lo fecundara previamente un gallo, saldrían dos pollitos, similar a lo que ocurre en las personas con los mellizos.

Los huevos con doble yema son perfectamente aptos para el consumo.

¿Qué es el anillo gris verdoso que a veces podemos encontrar alrededor de la yema del huevo duro?

Es un color característico que surge alrededor de la zona que une la clara y la yema. Es el sulfuro de hierro que se produce al calentar el huevo y suele aparecer cuando el huevo se ha cocido durante mucho tiempo o cuando son menos frescos.

Un tiempo de cocción adecuado y el enfriamiento rápido posterior del huevo previene que se forme ese anillo grisáceo.

¿CÓMO CONSERVAR LOS ALIMENTOS EN LA NEVERA?

- Si has comprado carne fresca en barquetas, puedes meterla en el frigorífico hasta que la consumas (respetando siempre la fecha de caducidad).
- Si has comprado carne fresca en la carnicería, sácala del envase y métela en un táper con válvula abierta (para que respire) hasta el consumo.

- La carne o las aves no se lavan.
- Si has comprado el pescado entero, sin limpiar, hay que limpiarlo según lleguemos a casa, se aclara con agua y se mete en el envase y en el frigorífico.
- Si no has comprado el pescado entero, métalo directamente en un táper (con válvula abierta para que respire) y al frigorífico.
- Los huevos se meten directamente en la nevera. No se lavan.
- Carne y pescado cocinados, en un táper con válvula cerrada.

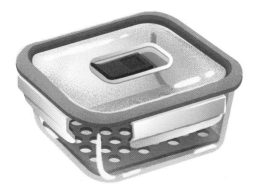
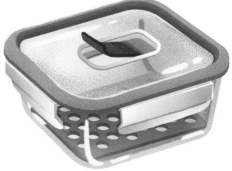

¿QUÉ TIPO DE ENVASES PUEDO UTILIZAR PARA REFRIGERAR?

Te recomiendo los táperes de vidrio con válvula de frescura para que los alimentos te duren en condiciones óptimas el tiempo adecuado según el alimento y así haya menor desperdicio.

Táper de vidrio o de plástico

- El táper de plástico no dura eternamente. Si está abombado o con grietas, o manchado de comida, o la superficie interna está rugosa, habría que desecharlo, pues son zonas susceptibles al crecimiento de microorganismos.

- Los de vidrio pesan más, pero son una opción mejor por la durabilidad, la calidad y la resistencia del material al calentarlo, enfriarlo o congelarlo.

¿Cuándo usar la válvula de los táperes?

ALIMENTOS QUE NECESITAN PERMANECER HERMÉTICAMENTE CERRADOS: VÁLVULA CERRADA	ALIMENTOS QUE NECESITAN OXÍGENO E INTERCAMBIO DE HUMEDAD: VÁLVULA ABIERTA
verduras: zanahoria, pepino, remolacha, rábano, apio	verduras: espárragos, espinacas, brócoli, coliflor, puerros, alcachofas, acelgas, setas
alimentos cocinados: verduras, arroz, frutas, carnes o pescados	ensaladas: todo tipo de lechugas (rúcula, canónigos, etc.)
carne picada, cruda o cocinada	lácteos: quesos duros o blandos
lácteos: yogures, cuajadas, natas, cremas	hierbas frescas: perejil, cilantro, cebollino, albahaca, etc.
cualquier fruta cortada	
frutas del bosque: arándanos, frambuesas, fresas, grosellas	carne y pescado crudos
fiambre fresco	salsas

Formas de táper y para qué se utilizan

- redondos: para arroz y pasta
- cuadrados: pescado, carne y verduras
- largos y profundos: para caldos y sopas o líquidos

Lo ideal es utilizar los táperes o envases de almacenamiento de comida lo más pequeños posible, porque, si son muy grandes, el aire hace que proliferen las bacterias y los hongos con más rapidez, además de que lo ideal es conservar en raciones que creas que vas a poder consumir en poco tiempo para evitar el desperdicio.

🧠 RECUERDA

Congela lo antes posible la comida que no vayas a consumir y hazlo en raciones adecuadas a las personas que sois en casa.

ENVOLTORIOS PARA ALMACENAR EN BUENAS CONDICIONES

Paños de cera de abeja: es una alternativa ideal al film transparente y el aluminio.

- Si quieres reducir el plástico y los artículos de un solo uso, esta es la mejor opción.
- Están fabricados con algodón orgánico y certificado GOTS, que indica que el proceso de producción es respetuoso con el medio ambiente y el tejido está libre de sus-

tancias potencialmente tóxicas que pudieran afectar a los alimentos.
- Es reutilizable, lavable con agua fría o detergente suave, y se seca al aire.
- Usos:
  › Envuelve un bocadillo o un bizcocho para llevar.
  › Conserva quesos o embutidos.
  › Tapa un plato o un bol con sobras que quieras conservar en la nevera.
  › Tapa alimentos fermentados o en proceso de fermentación porque son transpirables.
  › Congela pan y mételo dentro de una bolsa o recipiente hermético.
- No está indicado su uso:
  › Sobre alimentos calientes
  › En contacto directo con pescado o carne crudos
- ¿Dónde puedes encontrarlo?
  › Son muy fáciles de encontrar en tiendas online especializadas

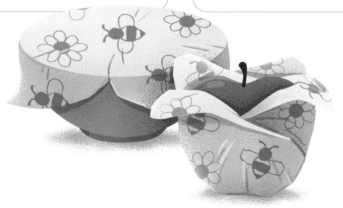

Congelador

La congelación consigue detener el crecimiento de los microorganismos, pero en el momento en que el alimento vuelva a su estado natural (descongelación), los microorganismos se multiplicarán de nuevo.

Es importante que a la hora de congelar un alimento o un plato cocinado se haga lo antes posible, es decir, congelar el plato según se cocina o congelar una carne o un pescado crudo según se compra. Si se dejase 1-2-3 días en la nevera antes de congelarlo, los microorganismos seguirían multiplicándose e introducirías en el congelador un alimento con peor calidad microbiológica que si lo hubieras hecho el primer día. Esos microorganismos van a sobrevivir en el momento de la descongelación.

En el congelador nunca se pueden meter alimentos calientes porque puede descompensar la temperatura de los alimentos de alrededor, y esta descongelación parcial en esos alimentos puede suponer un riesgo de seguridad alimentaria.

🧠 RECUERDA

La temperatura caliente sí destruye los microorganismos; la congelación solo detiene su crecimiento, pero no los destruye.

La congelación no supone una pérdida de nutrientes siempre y cuando se hayan seguido unas precauciones y unas pautas correctas para llevar a cabo de forma segura la congelación, el almacenamiento y la posterior descongelación de los alimentos.

Lo primero que debemos saber antes de congelar los alimentos es cuántas estrellas tiene el congelador.

El nivel de frío que alcanza este electrodoméstico se mide en estrellas; cuántas más estrellas tenga, más fría será la temperatura que puede alcanzar:

- 1 estrella (*): –6 °C. Solo deben almacenarse alimentos congelados hasta 1 semana.
- 2 estrellas (**): –12 °C. Tiempo de almacenamiento: 1 mes aprox. No elimina parásitos como el anisakis.
- 3 estrellas (***): –18 °C. Solo se deben almacenar alimentos ya congelados hasta 3 meses.
- 4 estrellas (****): Alcanza temperaturas inferiores a –18 °C y es adecuado para congelar alimentos frescos y almacenarlos a largo plazo.

¿En qué tipo de envases debo congelar los alimentos?

Si envasamos bien, evitamos la aparición de cristales de hielo, coloraciones o quemaduras por congelación que pueden afectar al valor nutricional de los alimentos.

- Bolsas para congelar con cierre hermético.
- Envases herméticos (táperes de vidrio, bote de vidrio reutilizado, etc.). Lo único que tienes que tener en cuenta es que si es un alimento líquido, como un caldo o una sopa, no debes llenar el bote hasta arriba, pues al congelar alimentos ricos en agua estos varían su volumen, que aumenta hasta un 10 % más. Mi consejo es que dejes un 20 % del tarro vacío en caso de que vayas a congelar un líquido.
- Alimentos envueltos en papel de cera de abeja y metidos en envase hermético. El envoltorio sustituye al film transparente o al aluminio. Es una opción muy buena porque es reutilizable, lavable con agua fría o detergente suave, y se seca al aire. Para una mejor conservación el alimento se puede envolver en este papel y después introducirse en las bolsas de congelado o dentro de un envase.
- En su propio envase en caso de alimentos envasados (por ejemplo, carne envasada al vacío).

Alimentos que pueden congelarse bien	Alimentos que no deben congelarse*
pan	arroz y pasta
cremas	patatas
carne o pescado crudos	alimentos muy grasos
guisos de verduras, legumbres, carne o pescado	fritos
alimentos horneados	salsas como la mayonesa

Alimentos que pueden congelarse bien	Alimentos que no deben congelarse*
embutidos	ensaladas o verduras que vayan a comerse en crudo (lechuga, tomate, etc.)
huevos batidos	
verduras cocinadas	huevo crudo con cáscara
frutas	quesos

*No se congelan bien porque pierden propiedades organolépticas (textura, sabor, color, etc.) y nutricionales.

¿Cuánto duran los alimentos en el congelador?

- embutidos: 1-2 meses
- frutas y verduras: 8-12 meses

- platos elaborados por nosotros: 3 meses
- carne picada cruda: 3-4 meses
- carne cruda magra: 12 meses
- carne cruda grasa: 4 meses
- carne cruda de aves (pollo y pavo): 6-9 meses
- pescados blancos crudos: 4-6 meses
- pescados azules crudos: 2-3 meses
- mariscos crudos: 3-6 meses
- conservas de pescado abiertas (anchoas, etc.) (congelar en otro envase): 2 meses
- pan (de verdad): 3 meses

¿Cuánto tiempo tengo para comerme un alimento recién descongelado?

- Depende de cuándo lo hayas congelado. Si lo has congelado nada más cocinarlo, se comportará como un guiso recién hecho.
  › Si lleva carne o pescado, se consumirá en 1 o 2 días.
  › Si no lleva ni carne ni pescado, se consumirá en 3-4 días.
- Si hemos dejado el guiso en la nevera 2 días y después lo hemos congelado, en este caso solo nos durará 1 día tras descongelarlo.

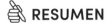 **RESUMEN**

Consejos para una buena congelación de alimentos

1. Elige un congelador de 4 estrellas. Se recomienda que los alimentos se congelen a temperaturas inferiores a –18 °C.
2. Congela los alimentos lo más rápido posible para que preserven su calidad nutricional lo máximo posible.
3. Cuanto menores sean las porciones que guardes en el congelador, más rápido se producirá el proceso de congelación y menor será el riesgo alimentario.
4. Recuerda introducir los alimentos en el congelador siempre previamente enfriados. No metas nunca comida caliente en el congelador, pues podría subir la temperatura de otros alimentos con los que esté en contacto y suponer un riesgo.
5. Los alimentos que se han congelado y descongelado no deben volver a congelarse, salvo que se cocinen a más de 70 °C.
6. Marca en el envase de qué alimento se trata y su fecha de congelación.

PAUTAS DE DESCONGELACIÓN

- Nunca descongeles a temperatura ambiente, en la encimera de la cocina; es la temperatura perfecta para que las bacterias se den un festín.

  Lo ideal es descongelar sacando los alimentos al frigorífico un día antes, o al menos 8-10 horas antes, dependiendo del tamaño del alimento (habrá algunas piezas grandes, como un cochinillo, que necesitará unas 35 horas para descongelarse). Es una descongelación lenta y va a preservar a la perfección las propiedades sensoriales y microbiológicas del alimento.

- Si no te has acordado de sacarlo el día anterior, se podría descongelar en el microondas. Aunque es la opción más rápida, no es homogénea. Para conseguir una descongelación uniforme, se recomienda utilizar la potencia más baja, cortar los alimentos en trozos pequeños si es posible, repartirlos por la superficie del plato y girar o remover el alimento, calentar y volver a remover, y calentar varias veces. Conviene cocinar de inmediato los alimentos, ya que alguna parte ha podido comenzar a cocerse.

¿Se pueden recongelar los alimentos?

Los productos que se han descongelado ya una vez (comidas preparadas o alimentos para la elaboración de platos) no pueden volver a congelarse a menos que se cocinen antes de volver a congelarlos, según la Agencia Española de Seguridad Alimentaria y Nutrición.

Al descongelar el alimento, algunas bacterias patógenas pueden reproducirse más rápido, de ahí que se recomiende cocinar de inmediato y, entonces sí, volver a congelar. Porque el calor mata las bacterias, pero recuerda que la congelación no las mata, solo las adormece.

ALIMENTOS QUE PUEDEN COCINARSE CONGELADOS DIRECTAMENTE

- Cremas o sopas de verduras.
- Alimentos cuya etiqueta indica este tipo de descongelación, siguiendo siempre las instrucciones de preparación.
- Lo más importante es que lleguen a calentarse por completo, es decir, que la parte interna llegue a una temperatura por encima de los 65 °C. Si lo haces al fuego, debe hervir, y si lo haces al microondas, la prueba de que lo has hecho bien es ver que «humea». Recuerda que, si lo haces al microondas, como no calienta a una temperatura homogénea, lo mejor es que lo metas, remuevas y vuelvas a calentarlo.

CÓMO DESCONGELAR EL PAN

- Lo ideal es congelar el pan rebanado y sacar solo las rebanadas que vayas a consumir. Del congelador irá así directamente al tostador.
- Para evitar que sufra quemaduras por frío, lo ideal es congelar el pan en un envase o film transparente ajustado y hermético. Si lo envuelves rebanado, en papel de cera de abeja y dentro de una bolsa con cierre de zip al congelador, queda genial.
- Cuanta mayor calidad tenga el pan que congeles, mejor aguantará la congelación y su posterior descongelación. Te recomiendo que lo adquieras en panaderías tradicionales y que lo congeles en rebanadas. Evita los panes de supermercado.

Tras la descongelación se deben cocinar o consumir los alimentos lo antes posible.

¿QUÉ RECIPIENTES USO PARA DESCONGELAR LOS ALIMENTOS EN LA NEVERA?

- Si descongelas carne o pescado crudos, durante la descongelación retira el agua que sueltan o descongela en un recipiente con rejilla; esto sería lo ideal para separar el alimento crudo del líquido de congelación indeseable. El tiempo de descongelación lo indicará la textura suave de la carne al tocarla.

- Si has congelado al vacío, lo ideal es que nada más sacarlo del congelador quites la bolsa (cuesta un poco) y lo pongas sobre un recipiente con rejilla en la nevera; de esta manera, si es carne o pescado crudo, iremos deshaciéndonos del líquido de descongelación.
- Si quieres descongelar sopas, caldos, carnes o pescados cocinados con salsas o tipo guiso, se pueden descongelar perfectamente en el propio envase donde los has congelado, siempre dentro de la nevera.

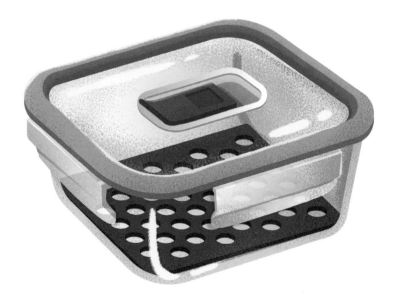

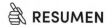
RESUMEN

· Los alimentos cocinados no deben estar fuera de la nevera más de 2 horas en los meses de más frío y no más de 1 en los meses de calor.
· Los alimentos recién cocinados no se deben dejar atemperar a temperatura ambiente hasta que se enfríen, porque es la temperatura ideal a la que crecen los microorganismos. Es importante bajar la temperatura lo antes posible para que no esté a temperatura ambiente demasiado tiempo.

Para bajar la temperatura podemos cambiarlo a otro recipiente para que vaya atemperándose más rápido. Si lo cambias a un envase de acero inoxidable, que es un buen intercambiador de calor, la temperatura se reducirá más rápido.

Otra opción es meter el recipiente en un baño con agua fría y además ir removiendo con una cuchara para que la temperatura descienda aún más rápido. También se podría meter dentro de la nevera, pero habría que tener cuidado de que el envase caliente no estuviera en contacto con otros alimentos dentro de la nevera, por si pudiera estropearlos al subirles la temperatura por contacto. Aunque en ningún caso no «se estropearía la nevera» como podría pensarse. Si se quiere evitar una subida de la temperatura por la introducción de un alimento cocinado y todavía caliente, lo mejor es intentar introducirlo envasado en pequeñas proporciones, nunca utilizar envases o táperes muy profundos.

Recalentamiento

Es importante llegar a una temperatura de unos 70-75 °C. Las sobras no se recalentarán más de 1 vez; para ello hay que calcular bien la ración que necesitamos y así evitar el desperdicio alimentario.

COCINAR EN OLLAS DE COCCIÓN LENTA O COCCIÓN A BAJA TEMPERATURA

La olla de cocción lenta es una forma de devolvernos la cocina tradicional, la que se hacía durante horas al fuego y que ahora ha desaparecido con las prisas y el poco tiempo que tenemos.

La olla se enchufa a la corriente eléctrica y permite cocinar mediante una temperatura que sube de manera lenta y gradual hasta alcanzar, tras un período prolongado de funcionamiento, 95 o 100 °C.

La clave es entender que «cocción a baja temperatura» se refiere a la temperatura del medio de cocción, no a la temperatura final que alcanza el alimento. De hecho, el centro del alimento alcanzará la misma temperatura que cuando la cocción se lleva a cabo en una olla convencional.

Por ejemplo, si cocinas a 200 °C en el horno, el centro del alimento alcanzará unos 70 °C, la diferencia entre la temperatura del aire (200 °C) y la del centro del alimento (70 °C) es muy grande; sin embargo, en la cocción a baja temperatura la diferencia entre la cocción del medio —la cocción en la olla— y del alimento es mínima. Por tanto, la cocción es muy homogénea.

BENEFICIOS DE LA COCCIÓN A BAJA TEMPERATURA

- Ahorro de energía: Aunque esté encendida muchas horas, el gasto energético y económico es menor porque necesita menos potencia.

- Consigues platos más sabrosos, mejor textura, sabor y aroma de los alimentos.
- Cocina sola, puedes programarla. Lo único que no debes hacer es dejar el alimento crudo dentro de la olla y programarla para una hora determinada. De la misma manera, no dejes el plato acabado a temperatura ambiente porque pueden crecer microorganismos no deseados en la espera.
- Los alimentos son seguros si el centro del producto alcanza los 70 °C; esta temperatura es suficiente para eliminar los principales microorganismos patógenos. También sería válida una temperatura más baja en el centro del producto, pero con un tiempo más prolongado de cocción.
- Los platos no se pasan ni se quedan crudos.
- Sirve para cocinar carnes, pescados, legumbres, verduras y hortalizas, porque conservan la firmeza y no se descomponen.

Conservación con el método del batch cooking

El objetivo del batch cooking es cocinar lo máximo posible en el mínimo período de tiempo.

Cocinar para toda la semana resulta muy útil, pero no es seguro hacerlo con cualquier alimento. Hemos visto que, por lo general, las comidas cocinadas duran entre 3 y 4 días en la nevera, pero pasado ese plazo ya no podrían considerarse seguras. También hemos visto que hay alimentos como el arroz, la pasta, los platos con salsas o los guisos que duran entre 1 y 2 días en el frigorífico. Es importante que tengamos en cuenta todos estos consejos a la hora de planificar la comida para toda la semana.

Esto no significa que no puedas hacer batch cooking o que no puedas cocinar para varios días; lo único que tienes que hacer es congelar en envases por raciones adecuadas a los miembros de la familia que vayan a comer. Eso sí, recuerda las pautas de la página 41 para llevar a cabo una descongelación adecuada.

Eres responsable de conocer cómo afectan a los alimentos las manipulaciones y los procesos, y si pueden suponer algún tipo de peligro.

recuerda las pautas de la página 41

DURACIÓN DE LOS PLATOS COCINADOS EN LA NEVERA

- preparaciones con huevo crudo (por ejemplo, la mayonesa casera): de consumo inmediato
- platos con huevo cocinado (por ejemplo, bizcocho, ensalada con huevo duro): 3 días
- huevo cocido (guardado con cáscara): 5-7 días
- guisos, caldos o salsas con carne o pescado: 1-2 días
- guisos, caldos, sopas de verduras: 3-4 días
- aves (pollo, pavo...) cocinadas: 1-2 días
- carne (no aves) y pescado cocinado: 3-4 días
- carne picada cocinada: 1-2 días
- arroz y pasta cocinados: 1 día (máximo 2)
- conservas de pescado abiertas: 3-4 días

CÓMO LLEVAR LA COMIDA AL TRABAJO O FUERA DE CASA

- Portaalimentos isotérmico (neverita portátil) con bloque de hielo para aumentar el mantenimiento de la temperatura.

› Coloca los alimentos dentro de la neverita en frío y, justo antes de comer, recaliéntalos. Para introducir los alimentos en la neverita puedes usar un táper o un termo de acero inoxidable 18/10 o 18/8.

› Si no vas a poder recalentarlos, te dejo opciones de platos fríos (ejemplos en p. 49).

› Son muy fáciles de encontrar en tiendas online y muy económicos. Normalmente suelen venir con la placa de hielo incorporada.

• No sería válido utilizar solo los táperes normales, sin neverita, porque no mantienen la temperatura fría ni caliente; los alimentos quedarían a temperatura ambiente y esto supone un riesgo.

BEBIDAS
• Agua en termo de acero inoxidable.
• Infusiones/tés o café en termo de acero inoxidable (guarda el calor o el frío durante horas).

SOBRAS
• Un solo recalentamiento.
• Calienta de inmediato antes de comer.
• Si te sobra comida, ya sean platos fríos o calientes, hay que tirarlo siempre. No es conveniente guardarlo para otro día.
• Conserva en raciones ajustadas a lo que te vayas a comer para no tirar comida.

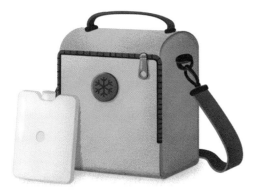

UTENSILIOS ÚTILES
• Cortadores de verdura en diferentes formas (ahorra mucho tiempo), mandolina.
• Batidora de mano o procesador de alimentos.
• Estuche de silicona para el microondas (para hacer verduras, que suelen soltar mucha agua;

se mete al micro, la verdura suelta el agua y se puede saltear).

- Táper de vidrio o tarros de cristal reutilizados de conservas para congelar.
- Freidora de aire.
- Olla exprés.

- Conserva en raciones pequeñas; es importante para no favorecer el desperdicio alimentario.
- El caldo de cocción puede ser útil para otras elaboraciones. Por ejemplo, utiliza el caldo de huesos para hacer purés o el caldo de verduras (o de carne) para hacer arroz o pasta, etc.
- Aprovecha para hacer cocción al vapor a la vez que hierves.
- Los alimentos a la plancha recalentados no quedan bien.
- Haz conservas de alimentos (es importante esterilizarlas en una olla exprés).
  › La ventaja de tener conservas hechas es que es muy rápido y accesible cuando te has olvidado de sacar la comida el día anterior y tienes poco tiempo de

reacción; además, no ocupan espacio en el congelador.

- Congelación: La comida dura en el congelador una media de 3 meses. Es importante etiquetar cada producto que congelas con el nombre y la fecha. Habría que sacarlo el día anterior a la nevera.
  › Recuerda las pautas de descongelación en la p. 41.

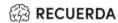 **RECUERDA**

....

Congelar un alimento no significa destruir microorganismos, solo quedarán en estado latente hasta que vuelvas a descongelarlo.

CONSEJOS PARA HACER UN ENFRIAMIENTO RÁPIDO TRAS COCINAR

Si dejas a temperatura ambiente una comida recién cocinada, pasará un largo periodo de tiempo en un rango de temperatura perfecto para que las bacterias puedan multiplicarse de nuevo, así que, mi consejo es dejar la comida a temperatura ambiente lo mínimo posible.

- Una vez cocinado el plato, separa la comida en porciones de pequeño tamaño y recipientes poco profundos.
- Cambia los alimentos a otros recipientes que faciliten la transferencia de calor, como el acero inoxidable (el vidrio y el plástico no servirían porque conservan el calor).
- Revuelve los alimentos con una cuchara hasta que se enfríen en un recipiente colocado en un baño de hielo.
- Agrega hielo como ingrediente a los alimentos cocidos.

Después puedes meterlos en la nevera hasta que consigas bajar la temperatura y los pases al congelador.

Calentar en microondas

Hay que tener en cuenta que la temperatura al calentar un alimento en el microondas no es uniforme, por lo que tendrás que asegurarte de que todo el alimento se calienta de forma homogénea. Será preciso que lo pongas en intervalos de 1 minuto, que remuevas el contenido del plato y repitas el proceso hasta que se caliente todo por igual.

Hay alimentos que no deben formar parte del batch cooking porque al ser crudos o llevar alimentos crudos en su elaboración no van a durar mucho tiempo en la nevera por seguridad alimentaria:

- alimentos crudos como carpaccio, tartar, ceviche, sushi
- huevo crudo ni salsas que lo contengan
- lácteos elaborados con leche cruda

Platos fríos

Estos son los ingredientes para añadir a los platos que vamos a consumir en frío. Es importante que sepas que esta comida se transporta en una neverita con una placa de hielo y no en un táper común sin frío; recuerda que la temperatura ambiente es perfecta para que los microorganismos se den un festín.

Las conservas, si las llevas sin abrir, es lo único que no necesitará estar en frío.

- conservas
  › de pescado: mejillones, berberechos, atún, caballa, melva, etc.

(al natural, en escabeche, en aceite de oliva virgen extra)

› de legumbres: lentejas, garbanzos, guisantes, alubias
› de verduras: alcachofas, acelgas, judías verdes, tomate, pimientos rojos, etc.
› encurtidos: aceitunas, pepinillos, etc.

Si compras las legumbres y las verduras en el supermercado, fíjate en que solo lleven la propia legumbre o verdura, agua y sal.

- pescado o marisco: pescado cocido o a la plancha, troceado en ensaladas, o gambas
- legumbres cocinadas: lentejas, garbanzos, guisantes, tofu, etc.
- lácteos: quesos frescos, semicurados o curados
- huevos duros
- verduras: todas en ensalada o asadas, o al vapor, o cocidas
- tubérculos: patata o boniato cocidos (al vapor o al horno)
- frutos secos y semillas
- aceite de oliva virgen extra para tomar en crudo o para cocinar
- pasta, cereales y pseudocereales: quinoa, sarraceno, pasta de legumbre, pan integral, etc.
- jamón ibérico, lacón ibérico, cecina

EJEMPLOS DE PLATOS FRÍOS (TODAS ESTAS COMIDAS DEBEN CONSERVARSE EN FRÍO)

- ensalada de guisantes, patata cocida, zanahoria cocida y callaba en conserva
- ensalada de lentejas, rúcula, tomates cherry, zanahoria, queso curado en dados y semillas de calabaza
- patata cocida y troceada con aceitunas, sardinas en conserva, tomate y cebolla
- ensalada de pimientos rojos asados con nueces, quinoa y gambas
- hummus con palitos de zanahoria
- hamburguesas de espinacas (receta en la p. 230)
- garbanzos con aguacate, zanahoria rallada y huevo duro
- bocadillo: pan rápido (p. 210) con pimientos rojos asados con aguacate o queso
- ensalada de judías verdes con boniato cocido troceado, dados de jamón ibérico y almendras tostadas
- gazpacho y bocadillo de lacón ibérico con queso
- quinoa con boloñesa de lentejas (p. 240)

- crepes de sarraceno (p. 190) rellenas de crema de frutos secos y chocolate fundido con un mínimo de 85 % de cacao
- tortitas de plátano macho (p. 188)

Platos calientes (duran entre 2 y 3 días en nevera)

- pescados o mariscos: guisados con poco aceite o al horno
- carnes: guisadas o al horno
- hamburguesas de verduras y carne o pescado hechas en freidora de aire o al horno o a la plancha.
- legumbres: lentejas, garbanzos, guisantes, alubias, soja
- verduras: todas quedan bien en todas sus variantes
- tubérculos: patata cocida, boniato cocidos o en purés
- huevos: cocidos, en tortilla, al horno...
- arroz y pasta: pasta, cereales o pseudocereales como la quinoa, el arroz, el sarraceno, la pasta de legumbre, la pasta integral, etc.

El arroz y la pasta cocinados duran en la nevera solo 1 día (2 máximo).

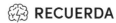 **RECUERDA**

Cocinar carnes o pescados a la plancha no queda bien si no los consumimos en el momento.

Planificación del batch cooking para 1 semana o más

Es importante tener los siguientes alimentos siempre en la despensa por si no hemos podido cocinar antes:

- legumbres en conserva
- conservas de verduras
- conservas de pescado o marisco: caballa, atún, mejillones, berberechos...
- verduras congeladas al natural
- cereales en vasitos listos para tomar: arroz, quinoa, etc.
- frutos secos y semillas
- encurtidos
- carne y pescado congelados

Los cereales en vasitos no serán el recurso habitual, pero pueden ser una opción rápida para casos puntuales.

CÓMO EMPEZAR

- Escribe tu menú de la semana siguiendo los pasos de las páginas 52 y 53.
- Haz la lista de la compra.
- Compra lo que necesites.
- Haz una lista de las diferentes elaboraciones que tengas que hacer.
  › Por ejemplo: todo lo que vayas a meter al horno se mete junto utilizando las 2 bandejas. Si tienes que hervir algo, puedes hacer a la vez otro plato al vapor.
- Prepara tus propios platos.
- Conserva en la nevera y si no lo vas a consumir en 2-3 días, métalo en el congelador. Otra opción es hacer conservas caseras esterilizando los botes en la olla exprés.
- Congela cuanto antes para no perder nutrientes si no vas a tomarlo en un plazo de 2 o 3 días.
  › Recuerda que los alimentos como el arroz o la pasta no debes dejarlos más de 24 horas en la nevera. En este caso lo mejor es que se cocinen en el momento o el día anterior.
  Si no has tenido la previsión necesaria para hacer arroz o pasta, puedes utilizar los vasitos de arroz o quinoa listos para tomar; solo tendrías que calentarlo y listo.

› Si congelas los platos preparados, duran 3 meses aproximadamente en el congelador sin perder nutrientes ni propiedades organolépticas (sabor, olor, color).

PASOS DE ELABORACIÓN DEL MENÚ

Ten en cuenta que casi todos los alimentos son combinación de proteína + carbohidrato o proteína + grasa, etc. Por lo general, no son solo proteína o solo hidratos o solo grasa.

1. ELIGE LA PROTEÍNA
- animal: carne, pescado, huevo
- vegetal: legumbres (lentejas, guisantes, garbanzos, tofu, alubias, edamame, etc.), quinoa, arroz, etc.
  › **Lunes:** legumbre
  › **Martes:** carne
  › **Miércoles:** pescado azul
  › **Jueves:** huevo
  › **Viernes:** legumbre

2. ELIGE LAS VERDURAS
Acelgas, espinacas, lechuga, canónigos, tomate, berenjena, judías verdes, puerro, cebolla, ajo, coliflor, brócoli, calabacín, champiñones, pimiento.

- **Lunes:** legumbre: pasta de lenteja + calabacín, cebolla, ajo
- **Martes:** pollo + champiñones
- **Miércoles:** sardinas + tomate, canónigos, cebolla
- **Jueves:** huevo + berenjena
- **Viernes:** guisantes + cebolla

3. ELIGE HIDRATOS RICOS EN ALMIDÓN
- Vegetales: patata, calabaza, zanahoria, boniato, maíz, nabo, zanahoria.
- Cereales integrales y granos: quinoa, arroz integral, avena, centeno, espelta, trigo integral, trigo sarraceno, mijo, etc., y sus derivados, como panes, pasta integral, etc.
- Legumbres: guisantes, lentejas, garbanzos, judías blancas, soja.
  - › **Lunes:** legumbre + pasta de lenteja + sofrito de calabacín, cebolla, ajo + zanahoria
  - › **Martes:** pollo + champiñones + chips de boniato
  - › **Miércoles:** sardinas + tomate, canónigos, cebolla + patata al horno
  - › **Jueves:** huevo + berenjena + quinoa
  - › **Viernes:** guisantes + cebolla + zanahoria y patata cocida

4. AÑADE GRASA SALUDABLE
Aceite de oliva virgen extra (en crudo), aguacate, frutos secos o semillas, huevo, pescado azul, aceitunas, quesos curados, yogur entero.

- **Lunes:** legumbre: pasta de lenteja + calabacín, cebolla, ajo + zanahoria + aceite de oliva virgen extra
- **Martes:** pollo + champiñones + chips de boniato + aceite de oliva virgen extra
- **Miércoles:** sardinas + tomate, canónigos, cebolla + patata al horno + aceite de oliva virgen extra + aceitunas
- **Jueves:** huevo + berenjena + quinoa + aceite de oliva virgen extra + queso curado
- **Viernes:** guisantes + cebolla + zanahoria y patata cocida + aceite de oliva virgen extra

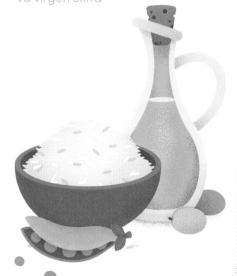

Menú batch cooking para 5 días

LUNES	MARTES	MIÉRCOLES
pasta de lentejas con sofrito de cebolla, ajo, calabacín y zanahoria	pollo al horno (tofu*) con champiñones y chips de boniato	sardinas al horno o en conserva (edamame*) con ensalada de tomate, aceitunas, canónigos, cebolla y patata cocida

JUEVES	VIERNES
quinoa con berenjena troceada hecha al microondas, trozos de queso curado y huevo duro	guisantes con cebolla, zanahoria y patata cocida

*opción veggie

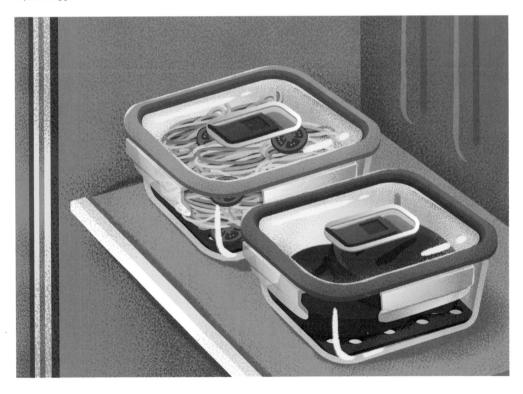

🐝 CONSEJOS PARA EL MÉTODO DEL BATCH COOKING

....

- Congela en raciones individuales para tener comida para toda la semana. Descongela el día anterior y dentro de la nevera.
- Congela nada más cocinar el alimento (y una vez que esté atemperado). Si esperas 1 o 2 días. perderá nutrientes.
- No recalientes la comida más de 1 vez para evitar el sobrecrecimiento de microorganismos. Asegúrate que al calentar la comida llega al menos a 70 °C.

- Si vas a llevar la comida al trabajo o fuera de casa, utiliza una neverita portátil y una placa de hielo para conservar los alimentos o los platos hasta el momento de recalentarlos o comerlos; son muy económicas y muy prácticas.
- No congeles guisos grasos, mayonesa, preparaciones con patata, pasta, arroz, huevos duros con cáscara, verduras frescas para ensalada (tomate, lechuga...) ni alimentos ya fritos.
- No se podrán recongelar las comidas preparadas descongeladas.

CAPÍTULO 3

Alimentación antiinflamatoria

Alimentos básicos para una buena alimentación

Los alimentos beneficiosos para nuestra salud son aquellos con especial poder antiinflamatorio y que nuestra fisiología es capaz de reconocer (los alimentos frescos, reales). Como en el intestino es donde se alberga gran parte de nuestro sistema inmune, si nuestra fisiología no reconoce lo que comemos (alimentos demasiado transformados, sin nutrientes y, por tanto, extraños), no los gestionará bien y creará una reacción de alarma o inflamación.

Además, recuerda que tu sistema digestivo está íntimamente conectado con el cerebro; existe una conexión bidireccional y, por tanto, la salud intestinal está ligada a la salud mental, los cambios de humor, la ansiedad, la irritabilidad, la concentración, etc.

🧠 RECUERDA

Es posible que pienses en la inflamación solo como ese proceso que se produce cuando nos doblamos el tobillo y enseguida aparece un edema y la zona se pone caliente. En efecto, esa es una inflamación aguda y muy necesaria, es un proceso que ayuda al cuerpo a defenderse frente a daños, es un mecanismo que pone en marcha los componentes necesarios para la reparación. Y es que sin inflamación no hay curación.

Sin embargo, el problema viene cuando este proceso de inflamación se mantiene activo y se cronifica. El sistema está en alerta constante, aunque de forma imperceptible, y es lo que se llama «inflamación crónica de bajo grado». Va dañando al organismo poco a poco y es la antesala de lo que podría ser una patología más grave. Puede manifestarse en forma de dolor de cabeza, gases, estreñimiento, diarreas, dolor articular, hipertensión, alteración inmune, etc.

> CAUSAS DE LA INFLAMACIÓN DE BAJO GRADO
> - sedentarismo
> - alcohol
> - tabaco
> - estrés crónico
> - mala alimentación
> - mal descanso

ALIMENTOS ANTIINFLAMATORIOS (CON NUTRIENTES)

- frutas de todos los colores
- verduras, todas
- legumbres (guisantes, lentejas, garbanzos, alubias, habas, etc.)
- frutos secos y semillas
- tubérculos: patata, boniato, etc.
- carne de calidad (pasto)
- pescado azul y blanco
- huevos
- lácteos fermentados, como el yogur y el queso
- aceite de oliva virgen extra en crudo
- especias (romero, tomillo, orégano, perejil, etc.)
- cacao puro

CON MODERACIÓN (EN MENOR CANTIDAD)

- harinas o cereales, aunque sean integrales
  - › por ejemplo, pan integral 1-2 veces al día
  - › pasta integral, no más de 1-2 veces a la semana (mejor optar por legumbres o tubérculos)
- bollería casera (sin azúcar, sin edulcorantes, sin harinas refinadas), 1-2 veces a la semana

- carnes procesadas, como jamón ibérico, jamón cocido, lacón ibérico, etc., 1-2 veces a la semana

ULTRAPROCESADOS (ALIMENTOS INFLAMATORIOS): 1 VEZ A LA SEMANA

- zumos
- mermeladas
- galletas
- cereales de desayuno
- yogures de sabor o light
- refrescos (normales o light)
- chocolate con leche
- harinas refinadas
- bollería industrial
- pan blanco
- grasas fritas y oxidadas (aceite de girasol, sésamo, soja, lino, oliva, etc., muy sensibles a altas temperaturas)
- carnes ultraprocesadas, como las salchichas, mortadela, etc.

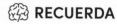 RECUERDA

Nuestras bacterias (microbiota) necesitan alimentarse y lo que más les gusta son los **hidratos de car-**

bono procedentes de la fibra y las grasas vegetales:

· frutas
· verduras
· legumbres
· cereales de grano entero
· frutos secos
· aceite de oliva virgen extra
· cacao puro

Y también, aunque en menor medida, de **alimentos procedentes de animales**:

· carne
· pescado
· huevos

Por último, **los alimentos fermentados**, como miso, chucrut, kéfir, yogur, queso

Lo que comemos determina a qué microbios nutriremos, cuáles se multiplicarán con mayor rapidez y, por tanto, cuáles serán más abundantes.

El tipo de microbiota que tenemos también influye en los alimentos que nos apetece comer. A través del nervio vago existe una conexión bidireccional por la que el intestino y el cerebro se mantienen informados de manera constante acerca de lo que pasa en ambos extremos; por tanto, puede influir en nuestra elección de productos que alimentan a las «bacterias malas»: productos azucarados, con hari-

nas refinadas; en definitiva, productos ultraprocesados.

Si no damos de comer a nuestras bacterias lo que necesitan para desempeñar sus funciones beneficiosas dentro del cuerpo, nos sentiremos más cansados, porque precisamente una de sus funciones fundamentales es proporcionarnos energía de manera natural, ayudar a digerir alimentos, absorber nutrientes, producir vitaminas B y K, y ayudarnos a estimular el sistema inmune.

Por tanto, el desequilibrio de nuestras bacterias está detrás de multitud de patologías; modularlo es una buena estrategia para el tratamiento de muchas de ellas.

La microbiota es muy sensible a los cambios dietéticos, por lo que siempre estamos a tiempo para variar nuestra alimentación y empezar a mejorarla.

Alimentos proinflamatorios

- Ultraprocesados (alimentos a los que se han añadido grandes cantidades de sal, azúcares, edulcorantes, grasas de mala calidad, harinas refinadas y aditivos)
- Trigo
- Lácteos

ULTRAPROCESADOS

Todos los productos ultraprocesados tienen un poder inflamatorio elevado. Estos productos no aportan nada a nivel nutricional, pero sí nos afectan en la regulación del apetito, desregulan el circuito hambre-saciedad y hacen que queramos comer a todas horas. Suponen un déficit de los nutrientes necesarios, una ingesta de compuestos nocivos para la salud y, además, nuestro intestino no reconoce sus componentes y tiende a inflamarse. Nos hacen sentir la necesidad de comer de manera constante y el páncreas no deja de producir insulina, con lo que termina fatigándose.

Si seguimos un estilo de vida basado en la toma de productos proinflamatorios (ultraprocesados), perderemos flexibilidad metabólica y en lugar de usar la grasa como fuente de energía terminamos usando el azúcar.

¿Qué pasa entonces?

Cuando estamos inflamados nuestro sistema inmune requiere mucha energía. Estamos más cansados y necesitamos comer de manera constante productos que nos hagan recuperar la energía con rapidez (azúcares, harinas refinadas, etc.), aunque esta sensación solo es momentánea.

Como consecuencia, no nos apetece movernos; esto, sumado a una mala alimentación, nos hará acumular más grasa de la debida, que será la vía por la que nuestro cuerpo mantendrá esa inflamación de bajo grado. Además, a todo este proceso le sumamos el componente emocional, un bajo estado de ánimo que nos conducirá a relacionarnos peor con la comida y a descansar peor.

Por tanto, cuando comemos alimentos que elevan rápido la glucosa en sangre (índice glucémico alto), como los ultraprocesados, se genera inflamación y estrés oxidativo, lo que provoca mayores picos de glucosa en sangre después de su ingesta.

El problema no es la ingesta de carbohidratos, sino que la elección de los carbohidratos equivocados hace que el metabolismo no funcione como debería. El objetivo no es dejar de comer carbohidratos, sino aprovecharlos de forma correcta, y vamos a ver cómo hacerlo.

Para ello vamos a disminuir o eliminar, según cada caso, todos aquellos hidratos de carbono cuyo índice glucémico (IG) es alto, o lo que es lo mismo, los que elevan en exceso el nivel de azúcar en sangre (glucemia).

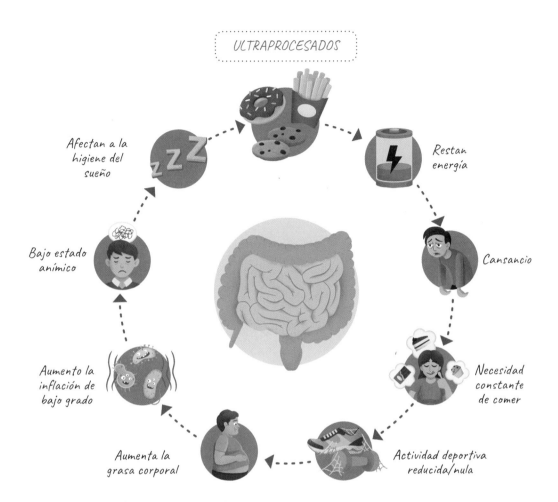

ULTRAPROCESADOS

Afectan a la higiene del sueño

Restan energía

Bajo estado anímico

Cansancio

Aumento la inflación de bajo grado

Necesidad constante de comer

Aumenta la grasa corporal

Actividad deportiva reducida/nula

¿En qué casos es especialmente importante fijarse en el índice glucémico de los alimentos?

- En alteraciones que cursan con resistencia a la insulina, como el

síndrome de ovario poliquístico (SOP) o el acné.
- Sobrepeso u obesidad central.
- Diabetes.
- También si te sientes identificado con los síntomas de bajón de azúcar que explico en la página 63.

En general, hidratos de carbono con IG bajo:

- verduras
- frutas, sobre todo los cítricos y los frutos rojos, como frambuesas y arándanos
- legumbres
- cereales integrales, como la avena o el arroz integral
- pseudocereales: quinoa, trigo sarraceno, mijo
- tubérculos: boniato, patata
- pan integral y, a ser posible, de fermentación lenta

Hidratos de carbono con IG más alto (sobre todo los ultraprocesados)

- galletas
- zumos
- refrescos
- bollería industrial de todo tipo
- mermelada
- chocolate con leche
- pan blanco
- pasta
- cereales de desayuno

Cuando comes un alimento con alto índice glucémico se produce una elevación brusca de glucosa en sangre, lo que se llama «pico de glucemia». Esto conlleva también una secreción de insulina brusca; así se retira rápidamente el azúcar de la sangre y se produce, a su vez, una caída rápida de glucosa. Es el «efecto montaña rusa».

Sin embargo, esto no ocurre así, o por lo menos no de forma tan brusca, con alimentos con índice glucémico bajo (verduras, frutas, etc.): este efecto será menos acentuado y no sufriremos estos altibajos tanto físicos como anímicos, seremos capaces de regular el apetito y no tendremos que comer continuamente y con ansiedad. No sufriremos la desconcentración e irritabilidad que este proceso nos produce. Tampoco notaremos cansancio ni debilidad, porque dispondremos de energía de forma mantenida, no solo un rato después de haber comido.

En la parte alta de la curva mejoran el humor y el estado de ánimo momentáneo porque se elevan los niveles de energía, pero después de un rato, los niveles de glucemia bajan con rapidez y se produce lo que se conoce como «hipoglucemia». Las oscilaciones glucémicas provocan un mayor desajuste nervioso; cuando pasa esto, al cerebro le llega menos glucosa y produce síntomas neurológicos como irritabilidad, temblores, mareo, ansiedad, fatiga, confusión, agresividad, cansancio y también aumentan las ganas de volver a comer algo dulce, fumar o tomar un café, algo que vuelva a estimularnos. Si de nuevo tomamos dulce en este momento, comenzaremos otra vez una nueva crisis, la glucosa volverá a subir de forma desproporcionada y el páncreas producirá otra descarga de insulina para intentar reducir la cantidad de glucosa en la sangre; por esto vuelve a producirse el «bajón de azúcar».

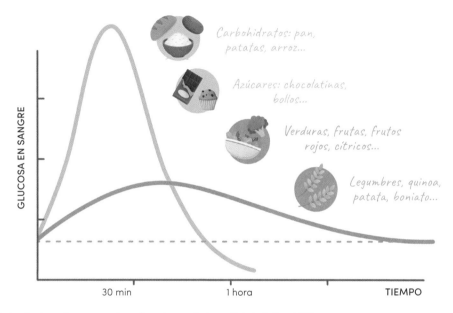

Niveles de glucemia en respuesta a alimentos en alto (amarillo) y bajo (verde) IG

BAJÓN DE AZÚCAR

Cuando los niveles de glucosa están por debajo de la normalidad se produce una hipoglucemia o bajón de azúcar.

Cuando escasea la glucosa, el cerebro y las células del tejido nervioso no pueden nutrirse de forma normal, por lo que el organismo activa una serie de mecanismos para protegerse de una situación de peligro y advertir al individuo de que debe actuar con rapidez.

Es posible que no tengas diabetes ni un diagnóstico de resistencia a la insulina, pero sí que te veas reflejado en muchos de los síntomas de hipoglucemia, y esto es porque empeora tu sensibilidad a la insulina cuando comes alimentos ultraprocesados o inflamatorios. Ocurre, por ejemplo, cuando desayunas galletas, y aproximadamente una hora y media después vuelve a entrarte hambre y no entiendes por qué, estás más nervioso, irritable, con ansiedad, taquicardia, no puedes concentrarte y te encuentras débil y cansado.

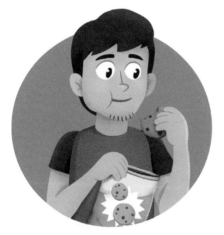

Comer ultraprocesados nos provoca pequeñas hipoglucemias que, mantenidas en el tiempo, pueden llegar a causar resistencia a la insulina o incluso diabetes, y estas patologías tienen un nexo que no es otro que la inflamación.

Es posible que estos síntomas no solo te los provoquen los ultraprocesados, sobre todo si padeces diabetes o resistencia a la insulina, sino que tal vez ciertos hidratos de carbono de algunos alimentos reales, como la fruta, también te los provoquen; en este caso, en el apartado siguiente te cuento cómo bajar el índice glucémico de los alimentos.

Estos son algunos de los síntomas típicos de las hipoglucemias o bajadas de azúcar en sangre. La percepción de los síntomas de la hipoglucemia varía notablemente de una persona a otra, pero los más frecuentes son:

- hambre
- palidez
- sudor frío
- irritabilidad
- temblor
- náuseas
- palpitaciones
- ansiedad
- falta de concentración
- mareo y debilidad
- dolor de cabeza
- sensación de calor o de frío
- alteración de la memoria
- confusión

Los síntomas de las hipoglucemias nocturnas son:

- pesadillas
- sudoración (sábanas húmedas sin razón)
- despertar con dolor de cabeza
- cansancio al levantarse
- despertar con aumento de la frecuencia cardíaca

¿Podemos modificar el índice glucémico de las comidas?

Sí, hay diferentes estrategias que podemos aplicar a nuestras comidas para modificar el índice glucémico. Los alimentos ricos en grasas, fibra o proteína se digieren con mayor lentitud, por lo que también producen un incremento de glucemia más lento.

Combina proteína y grasa: Una de las mejores estrategias que podemos utilizar es incluir junto con todas las comidas alimentos con grasa y proteína.

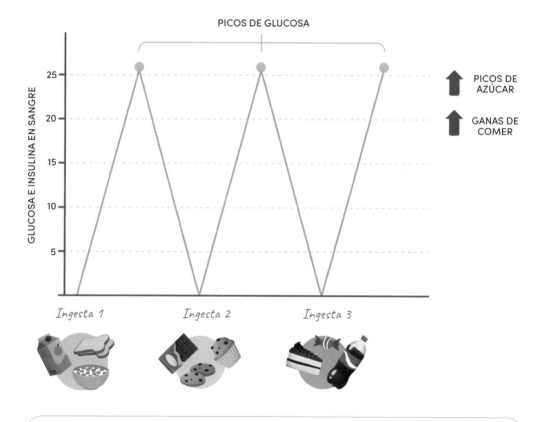

- Por ejemplo: Si vas a tomar fruta a media mañana, no la tomes sola; añádele unos frutos secos (grasa). De esta manera, el índice glucémico será más bajo y te sentirás más saciado por más tiempo.

- Otro ejemplo: Si quieres tomar unas galletas caseras saludables o un bizcocho casero saludable en el desayuno o en la merienda, no lo tomes solo. (Ten en cuenta que, aunque un dulce se haga con alimentos saludables, también puede tener un IG alto por el hecho de triturar la fruta o utilizar harinas). En este caso, haz tu desayuno habitual con grasa y proteína: tostadas con aguacate y huevo revuelto, junto con ese trozo de bizcocho o de galleta. Lo mismo en la merienda. De esta forma evitarás el bajón de azúcar al cabo de una hora.

- El chocolate >85 % de cacao tiene un contenido de azúcares bajo y tiene mayor cantidad de grasas buenas propias del cacao puro. Por ello, el índice glucémico será mucho más bajo de un chocolate negro >85 % de cacao (con predominancia de grasas) que de un chocolate con leche (con predominancia de azúcares).

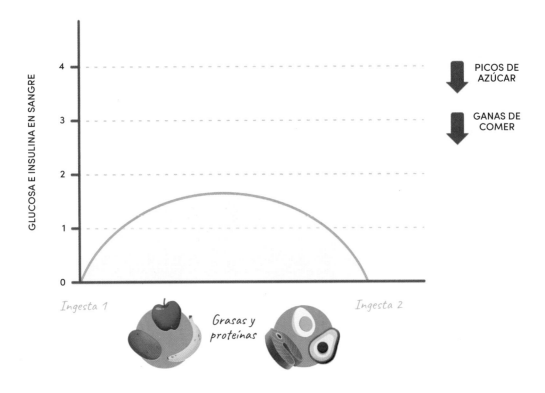

Otros aspectos que modifican el índice glucémico de las comidas son:

- El tipo de cocción: Una pasta cocinada al dente tiene un índice glucémico menor que la pasta cocinada durante más tiempo.
- La estructura del alimento: Los alimentos líquidos o muy troceados se absorben con mayor rapidez.
  › Ejemplo: Un zumo de frutas (líquido) tendrá un índice glucémico mucho más alto que una pieza de fruta entera.
  › Otro ejemplo: La fruta incluida en repostería casera (triturada) va a tener un índice glucémico mucho mayor que la fruta entera y masticada.
- El punto de madurez: Las frutas, cuanto más maduras estén, mayor índice glucémico tendrán.

El procesado y la cocción del alimento incrementa el índice glucémico. Por ejemplo, un plátano triturado va a tener mayor índice glucémico que un plátano que tengamos que masticar.

La influencia que tenga el índice glucémico de los alimentos también dependerá del tipo de microbiota individual y el metabolismo de cada persona.

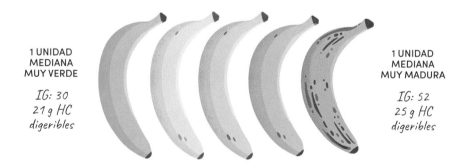

1 UNIDAD MEDIANA MUY VERDE

IG: 30
21 g HC digeribles

1 UNIDAD MEDIANA MUY MADURA

IG: 52
25 g HC digeribles

Formas de ingerir la fruta y cómo afecta al índice glucémico

Aunque los zumos se hagan con fruta y no se les añada ningún ingrediente más, el zumo de fruta no equivale a comer fruta ni su consumo la sustituye.

En el zumo la pulpa se queda en el exprimidor y, además, tienes que utilizar varias piezas de fruta para hacer un solo zumo. El resultado es mucho azúcar libre y poca fibra.

- El zumo aporta más azúcares libres, menos fibra, más calorías y menos saciedad que la pieza entera de fruta.
- Si encima compras zumos industriales, aunque no lleven más ingredientes que la propia fruta, tendrán menos antioxidantes.
- El hecho de masticar la fruta enlentece el paso de los azúcares a la sangre y contribuye a la saciedad.
- Ten en cuenta que masticar siempre produce una sensación saciante mayor que beber.

Otra opción es tomar un batido; es mejor opción que el zumo, puesto que incluyes la pieza completa sin desechar la pulpa, pero al estar triturado se digiere antes, aporta menos saciedad y también libera más azúcares que la fruta entera, aunque menos que el zumo.

En la siguiente ilustración puedes ver de una forma gráfica cómo las distintas formas de tomar la fruta afectan a la cantidad de azúcar libre:

**Beber zumo de fruta
no equivale a comer fruta**

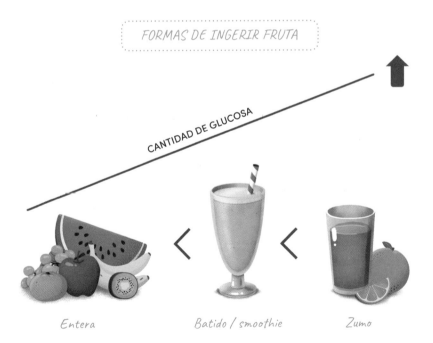

FORMAS DE INGERIR FRUTA

CANTIDAD DE GLUCOSA

Entera   <   Batido / smoothie   <   Zumo

Formas de tomar la fruta, de mejor (fruta entera) a peor opción (zumo)

Lo mejor sería tomar la fruta en pieza entera.

1 naranja entera (150 g)	12,9 g de carbohidratos complejos
1 vaso de zumo de naranja (250 g)	22,5 g de azúcares libres, 0,1 g de fibra

Solución: Si te encanta el zumo de naranja, tómalo de forma ocasional con la pulpa y que no sustituya a tu pieza de fruta habitual. Si tienes resistencia a la insulina o diabetes, evítalo.

IG BAJO	IG ELEVADO
Tomar más a menudo: arándanos, frambuesas, fresas, aguacate, limón, moras, mandarina, naranja, coco, manzana, pera, plátano verde.	Esporádico: dátiles, zumos o jugos de fruta, fruta deshidratada, frutas en almíbar, mermeladas.

Otra estrategia que podemos utilizar es la de **transformar los alimentos ricos en almidón en almidón resistente**.

Si tomas hidratos como el arroz, la patata, la avena o el pan integral, entre otros, lo ideal es que los cocines, los dejes enfriar después en la nevera y los consumas al día siguiente. Puedes recalentarlos a una temperatura no muy alta o bien, en el caso del pan, congelarlo y después tostarlo. De esta manera, el almidón que contienen se vuelve resistente a la digestión y no lo absorbemos nosotros, sino que se convierte en alimento para nuestras bacterias buenas.

Esta técnica reduce la carga glucémica del alimento, por lo que los hidratos de carbono tomados de esta forma aumentan la saciedad, hay un mayor control de la glucosa en sangre, un efecto prebiótico o de alimento para nuestras bacterias buenas y, además, nos engordará menos.

- Alimentos ricos en almidón resistente: las legumbres (guisantes, lentejas, garbanzos, judías blancas), el arroz, la patata, la yuca, el boniato, el trigo, el centeno, el trigo sarraceno, la tapioca, la avena.
- También el plátano verde (no maduro), el plátano macho.

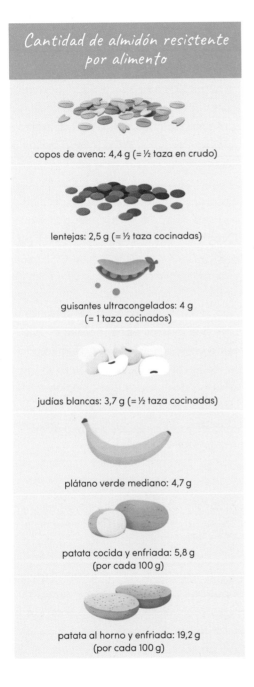

Cantidad de almidón resistente por alimento

copos de avena: 4,4 g (= ½ taza en crudo)

lentejas: 2,5 g (= ½ taza cocinadas)

guisantes ultracongelados: 4 g
(= 1 taza cocinados)

judías blancas: 3,7 g (= ½ taza cocinadas)

plátano verde mediano: 4,7 g

patata cocida y enfriada: 5,8 g
(por cada 100 g)

patata al horno y enfriada: 19,2 g
(por cada 100 g)

No es una técnica milagrosa ni la única capaz de aportar beneficios para tu salud. Esto no significa que ahora tengas vía libre para tomar hidratos de carbono, sino que, si lo haces de esta manera, serán más sanos aún. Te recomiendo que sigas comiendo la misma cantidad de hidratos de carbono que tomabas hasta ahora, pero que te propongas incorporar esta nueva técnica para aumentar la salud de tus bacterias.

TRIGO

Es posible que el trigo cause cierta respuesta inflamatoria en personas con diagnóstico de celiaquía negativo, y también se puede manifestar en personas que sufran permeabilidad intestinal o inflamación.

El problema del trigo no es solo el gluten; de hecho, contiene varias sustancias por las que podría sentarte mal o inflamarte:

- **Prolaminas: gliadina** (gluten).
- **Inhibidores de la amilasa tripsina:** Es una de las proteínas de defensa presentes en el trigo; hacen los cereales más resistentes frente a plagas e infestaciones parasitarias. Resisten la proteólisis del es-

tómago y llegan al intestino delgado y al colon, donde aumenta la actividad del sistema inmunitario.

- **Fructanos:** Son un tipo de hidrato de carbono formado por unidades de fructosa difícil de digerir y absorber en el intestino delgado y, además, de rápida fermentabilidad; es decir, si tu intestino no funciona de forma adecuada, te generará muchos gases, heces pastosas o diarreas e hinchazón abdominal. Se encuentran en muchos alimentos, como el trigo, el centeno, la cebolla, el puerro, el ajo, los guisantes, la alcachofa, las lentejas, etc.
- **Glifosato:** Se está estudiando la posibilidad de que el aumento de este herbicida pueda estar detrás de las cifras de incremento de la celiaquía, la sensibilidad al gluten no celíaca y el intestino irritable.

Para conseguir nuevas formas cada vez más ligeras y esponjosas, así como para obtener variedades más resistentes de trigo, los agricultores y las compañías alimentarias han desarrollado nuevos híbridos de este cereal. El proceso de hibridación ha dado lugar a nuevas formas de gluten que nuestro cuerpo no reconoce.

Antes comían pan de verdad

El proceso antiguo de largos tiempos de fermentación del pan permitía que las bacterias descompusieran gran parte del gluten y los hidratos de carbono presentes en el pan. Era mucho más fácil de digerir, tenía un índice glucémico menor, permitía una mejor absorción de vitaminas y, por supuesto, era más natural. En cambio, el pan blanco que comemos ahora es un producto muy procesado con alto índice glucémico, sin fermentar y sin fibra. Supone un exceso de calorías vacías.

Dicho esto, si detectas que el trigo no te sienta bien y has descartado con anterioridad una celiaquía, deja de comerlo si crees que te hace daño, porque es totalmente prescindible en una dieta saludable; de hecho, en muchas culturas el trigo no forma parte de la alimentación tradicional. En este caso podrías probar si solo tomándolo de forma ocasional no te ocasiona ninguna molestia.

Si consumes trigo, lo mejor es que elijas un pan de trigo de fermentación larga y elaborado con harinas integrales.

Celíacos que no terminan de mejorar con una dieta sin gluten

En personas celíacas o sensibles al gluten es posible que la ingesta de algunos cereales o pseudocereales cause problemas de salud por su contenido en prolaminas (una proteína de los cereales que puede producir una reacción equiparable a la que desencadenan otras proteínas con gluten).

Hay celíacos que no terminan de mejorar con una dieta libre de gluten y es posible que sea por la presencia de prolaminas procedentes de los cereales que, aunque se encuentren en poca cantidad, podrían dar síntomas, sobre todo si se produce un consumo acumulativo.

Mi consejo es que, si eres celíaco o sensible al gluten no celíaco y no terminas de encontrarte bien con una dieta libre de gluten, pruebes a dejar de tomar avena y maíz para ver si así consigues mejorar.

CONTENIDO DE PROLAMINAS EN LOS CEREALES

Con gluten:

- En el trigo la mayoría son las gliadinas
- En la cebada, la hordeína
- En el centeno, la secalina

Sin gluten:

- En la avena son las aveninas
- En el maíz, la zeína
- En el arroz, la orzeína

HARINAS, CEREALES O PSEUDOCEREALES BUENOS ALTERNATIVOS AL TRIGO

- para celíacos: trigo sarraceno, quinoa, arroz integral, mijo, avena integral sin gluten, amaranto
- para no celíacos: centeno integral, espelta integral, avena integral, trigo sarraceno, quinoa, arroz integral, mijo, amaranto

PASTAS ALTERNATIVAS A LA DE TRIGO

- pasta de legumbres (lenteja, guisante, etc.)
- pasta de trigo sarraceno
- pasta de arroz
- pasta konjac
- pasta de quinoa
- pasta de centeno o de espelta integral (para no celíacos)

PANES BUENOS

Panes de masa madre y fermentación larga: normalmente puedes pedirlo de la harina que quieras en los obradores (trigo sarraceno, centeno, espelta...).

- Suelen encontrarse en tiendas especializadas, no en supermercados.

- Suelen ser más caros, pesan más, se nota la calidad.
- Te recomiendo rebanarlo según lo compras y congelarlo así. Cuando lo tomes solo tendrás que coger una rebanada del congelador, que irá directamente al tostador (no hace falta descongelarlo horas antes).

Estos panes de calidad se congelan muy bien e incluso mejoran el sabor una vez congelados y tostados, y así, además, su almidón se vuelve resistente.

LÁCTEOS

También pueden existir varias razones por las que el consumo de la leche o sus derivados te genere problemas.

Intolerancia a la lactosa

Uno de los problemas podría venir de la incapacidad de digerir el azúcar de la leche, la lactosa; esto sucede cuando hay ausencia de lactasa, la enzima presente en el intestino delgado que nos ayuda a digerir la lactosa. Puede crearnos problemas digestivos, como gases o hinchazón, diarreas ácidas, náuseas, estreñimiento o vómitos, entre otros.

Es muy común que sea secundario a una gastroenteritis aguda que acabes de pasar o incluso a enfermedades inflamatorias intestinales, celiaquía, etc., y cuando resuelvas el problema (en caso de la celiaquía, retires el gluten), suele mejorar la tolerancia.

¿Tengo que retirar toda la lactosa si soy intolerante?

La intolerancia a la lactosa no es cuestión de todo o nada; de hecho, la producción de lactasa varía según la persona. Aparecerán síntomas o molestias cuando se consuma mayor cantidad de lactosa de la que cada uno puede tolerar; por ello, la clave está en no sobrepasar el límite.

El tratamiento consistirá en encontrar la cantidad adecuada de absorción para cada persona mediante ensayo y error, hasta que se minimice la intensidad de los síntomas o estos desaparezcan.

Por tanto, te aconsejo que, si llevas un tiempo sin consumir lactosa y quieres reintroducirla, lo hagas en cantidades pequeñas para probar tu tolerancia, empezando siempre por productos fermentados, mejor de cabra u oveja que de vaca, porque tienen menor contenido en lactosa que la leche de vaca. Si ves que una cantidad pequeña te genera muchos problemas, pregunta a tu profesional de confianza si entonces deberías retirarla o no.

Proteínas lácteas

No solo la lactosa de los lácteos puede dar problemas, porque hay más componentes de los lácteos que debemos tener en cuenta. Por eso, los productos «sin lactosa» no suelen ser una solución para todo el mundo.

Hace un tiempo, las vacas europeas sufrieron una mutación que cambió la composición del tipo de proteína más abundante que llevan los lácteos, la llamada «betacaseína». La leche materna contiene principalmente betacaseína A2, que es la misma que contenían las primeras vacas domesticadas. Con el tiempo, esto ha ido cambiando, ya que esta mutación parecía que aumentaba la producción de leche, una excelente noticia para los ganaderos y la industria. Ahora la leche contiene mayor cantidad de betacaseína A1, una proteína que está más asociada a marcadores de inflamación en humanos que la A2; por tanto, sería un dato a tener en cuenta, por ejemplo, en personas con problemas inflamatorios intestinales, como colon irritable u otros.

Los lácteos fermentados (yogur, kéfir y queso) suelen sentar mejor porque tienen menos lactosa, pero el tipo de proteína láctea es la misma. Aun así, los fermentados aportan muchos beneficios (alimentan a nuestras bacterias intestinales y estas, a cambio, sintetizan hormonas y vitaminas en el organismo, mejoran el sistema inmunitario...), por lo que son mejor opción que la leche. Asimismo, los lácteos de cabra u oveja contienen mayor cantidad de betacaseína A2, o sea, la misma que está presente en la leche materna, además de consumir menos lactosa.

Resistencia a la insulina

Otro problema con relación a la ingesta de lácteos es el aumento de los niveles de la hormona IGF-1 (conocida como la «hormona del crecimiento», similar a la insulina), hormona que se encarga de promover el crecimiento de los animales que la consumen y está asociado con un aumento de los niveles de insulina. La elevación de la hormona IGF-1 se asocia a diversas patologías, como el cáncer de mama, la diabetes, las alergias, el acné, las enfermedades autoinmunes, el SOP, etc.

Los lácteos fermentados (quesos curados, yogur o kéfir) tienen un efecto menor de IGF-1 y, además, si son de oveja o de cabra, mejor, porque tendrán una estructura similar al IGF-1 humano.

Los lácteos desnatados contienen menos calorías que los enteros, pero tanto la leche entera como la desnatada tienen el mismo efecto insulinogénico debido a la caseína (proteína de la leche) y a la lactosa (azúcar de la leche), o lo que es lo mismo, generan elevaciones de insulina después de las comidas, por lo que el impacto en la pérdida de grasa sería el mismo por el pico de glucosa que genera al rato de tomarlo y, además, el lácteo desnatado no sacia igual, por lo que te hace picotear más durante el día.

En qué casos es interesante valorar reducir o eliminar los lácteos

- migrañas
- problemas digestivos
- alergias, asma
- enfermedades autoinmunes
- inflamación articular
- acné
- SOP
- cáncer hormonodependiente

LÁCTEOS QUE PODRÍAN GENERARTE MENOS PROBLEMAS
- los lácteos que contienen betacaseína A2: de cabra, oveja y búfala

LÁCTEOS BUENOS
- kéfir natural y entero
- yogur natural y entero
- quesos artesanales
- mantequilla o ghee

La leche, al no ser un alimento fermentado, no tiene los mismos beneficios que el yogur, el queso curado o el kéfir, etc.

- Los productos fermentados facilitan la digestión y absorción de nutrientes porque durante este proceso se eliminan o reducen antinutrientes.
- El crecimiento de microorganismos también ayuda a crear un ambiente ideal para los microorganismos beneficiosos.

EVITA
- lácteos azucarados o edulcorados
- lácteos desnatados
- lácteos 0 %
- lácteos de sabores (el sabor lo añades tú mismo)

Los lácteos no son imprescindibles; igual que otros grupos de alimentos, podríamos sustituirlos por otros alimentos o estrategias que nos aporten lo mismo:

 RECUERDA

Te recuerdo que tomar leche no es necesario, porque no te producirá un déficit de calcio.

Fuentes de calcio alternativas a los lácteos

Estos alimentos son una buena fuente de calcio y pueden sustituir al consumo de lácteos:

- espinas de los pescados pequeños (sardinas, boquerones, anchoas...)
- verduras de hoja verde (brócoli, kale, espinacas, acelgas...)
- frutos secos como las almendras
- semillas de chía, lino o sésamo (te recomiendo la crema de sésamo)
- legumbres como lentejas, garbanzos, soja
- huevo

Si de verdad estás preocupado por absorber el calcio, lo que te interesa saber es que hay tres cosas que pueden dificultar su absorción, entre otras:

- **Azúcar:** Tenemos pruebas que relacionan el consumo de azúcar con la reducción de densidad ósea y un incremento del riesgo de fracturas.
- **Sal:** El consumo de sal incrementa la excreción urinaria del calcio.
- **Los antiácidos** o toma de inhibidores de la bomba de protones (el omeprazol®) de forma prolongada.

Debes saber que la calidad de los huesos no solo depende del calcio, en ella también influyen otros elementos:

- ejercicio físico
- alimentación real
- situación hormonal (la disminución del nivel de estrógeno en la mujer y de testosterona en el hombre, que se produce normalmente con la edad)
- minerales como el magnesio
- vitamina D, necesaria para absorber el calcio de la dieta
- vitamina K

Cómo empezar a hacer cambios

Los cambios deben ser graduales; un caso muy claro donde podemos verlo es en la transición de la toma de chocolate con leche a uno negro.

Si estás acostumbrado a tomar chocolate con leche o, lo que es lo mismo, 50 % de cacao, lo que puedes hacer es comprarte el del 70 % de cacao y, a la vez, dejar de comprar el anterior. Es cierto que al principio te sabrá amargo, pero poco a poco irás acostumbrándote al sabor. Mi consejo es que vayas haciendo esta serie de transiciones cada 3 semanas hasta llegar a un cacao de al menos 85 %.

Esto puedes reproducirlo con muchos alimentos; por ejemplo, si tomas 2 cucharaditas de azúcar con el café, puedes ir rebajando ¼ de cucharadita cada semana o cada 2 semanas hasta llegar al objetivo propuesto, que es eliminar el azúcar y recuperar el sabor real de los alimentos.

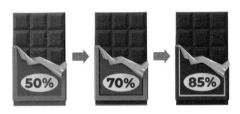

¿Cuántas veces a la semana o al día debo tomar cada alimento?

LÁCTEOS	1-2 veces al día, priorizando los fermentados como el queso y el yogur o kéfir	VERDURAS	2 raciones al día
HUEVO	se pueden tomar 1-2 huevos al día	TUBÉRCULOS (ZANAHORIA, PATATA, BONIATO, ETC.)	se podrían tomar a diario
LEGUMBRES	2-4 veces a la semana	GRASAS BUENAS	a diario (aceite de oliva virgen extra, frutos secos o semillas, aguacate, etc.)
PESCADO	3-4 veces a la semana alternando pescado blanco y azul	PAN INTEGRAL	1-2 veces al día
CARNE DE PASTO	2-3 veces a la semana. Carnes rojas 1-2 veces máximo	CEREALES INTEGRALES O PSEUDOCEREALES (ARROZ, QUINOA, TRIGO SARRACENO, ETC.)	2-4 veces a la semana, según cada caso
FRUTAS	2-3 raciones al día	FRUTOS SECOS O SEMILLAS	a diario, aproximadamente 15 g al día

MACRONUTRIENTES

¿Qué tipo de nutrientes encontramos en
los alimentos y cómo nos afectan?

Hidratos de carbono buenos	Hidratos de carbono proinflamatorios (no aconsejados /ultraprocesados)
todas las frutas	galletas
verduras	bollos
patata	cereales de desayuno
boniato	patatas fritas de bolsa
legumbres	cremas de cacao azucaradas
copos de avena	yogures de sabor y azucarados
	helados
	chucherías
cereales o pseudocereales integrales (arroz, quinoa, sarraceno, etc.)	tartas
	chocolate con leche
	pan de molde
pan integral o de masa madre	pan blanco

Proteínas buenas	Proteínas proinflamatorias (no aconsejadas/ultraprocesados)
origen animal: huevo, carne y pescado fresco o congelado, jamón ibérico, lacón o jamón asado o pavo de buena calidad, pescado en conserva o semiconserva	carnes muy procesadas (embutidos cocidos: mortadela, fuet, chopped, etc.)
origen vegetal: legumbres (soja, guisantes, lentejas, garbanzos), frutos secos, quinoa, arroz, semillas, etc.	pescados muy procesados (gulas, surimi, palitos de cangrejo, etc.)

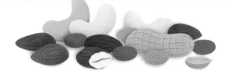
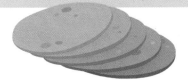

Grasas saturadas buenas	Grasas saturadas proinflamatorias
Este tipo de grasa es más estable a altas temperaturas y más resistente a los radicales libres por lo que nuestro cuerpo la utiliza como reserva principal de energía.	
cacao puro	bollos
huevo (yema)	galletas
lácteos naturales y enteros	aceites tropicales refinados
coco	carnes altamente procesadas (salchichas, embutidos cocidos: chopped, mortadela, etc.)
mantequilla	lácteos altamente procesados (helados, yogur de sabores o azucarado)
carne de cerdo y res	

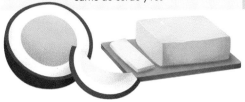
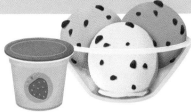

Grasas monoinsaturadas buenas	Grasas monoinsaturadas proinflamatorias
Son líquidos a temperatura ambiente, pero se vuelven sólidos cuando se enfrían.	
frutos secos	margarinas
aceite de oliva virgen y virgen extra	patatas fritas
aguacate	alimentos ultraprocesados (patatas fritas, margarinas, etc.)

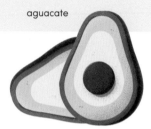

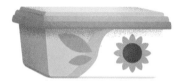

Grasas poliinsaturadas buenas	Grasas poliinsaturadas proinflamatorias
Son líquidas incluso a bajas temperaturas. Podemos encontrarlas tanto en fuentes animales como vegetales. Las grasas vegetales se oxidan con facilidad al exponerse al calor, por ello no deben utilizarse para cocinar.	
pescado azul (caballa, sardinas, salmón, boquerón, etc.)	ultraprocesados a base de aceites vegetales (bollería industrial)
semillas (calabaza, girasol, lino, sésamo, etc.)	aceites vegetales usados para cocinar (girasol, sésamo, lino, maíz, colza, semillas de calabaza y soja), utilizados tanto en sus versiones refinadas como no refinadas
nueces	

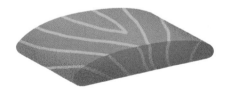

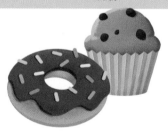

¿Qué tipo de aceite hay que utilizar para cocinar?

Aceite de oliva virgen y virgen extra

¿Qué aceites no se deben calentar?

Aceite de lino, soja, sésamo, girasol, maíz, semillas de calabaza, colza: son muy sensibles a altas temperaturas. (No se pueden utilizar para cocinar ni en sus versiones refinadas ni en las no refinadas o alto oleico). Sin embargo, sí se pueden utilizar en sus versiones no refinadas para aliñar verduras (u otros usos, sin aplicar calor).

CONTAR CALORÍAS

He hablado en múltiples ocasiones de que contar calorías no es una solución a no engordar porque la nutrición no son matemáticas y depende de múltiples factores; si cuentas calorías, solo tendrás una aproximación de lo que comes, pero siempre hay que tener en cuenta los siguientes factores:

- La microbiota: Dependiendo de tu tipo de microbiota vas a absorber más o menos calorías del mismo alimento y tendrás más o menos gasto energético.
- La masticación de los alimentos.

- La manera de cocinar los alimentos.
- El proceso industrial de los alimentos que comes.
- La calidad de los alimentos.

Si fuera tan fácil como hacer unos cálculos matemáticos, todo el mundo estaría en la forma física que quisiera tener.

Para ello el mejor indicador es el hambre que sientes y no tanto el cálculo exacto de las calorías que comes. Es decir, lo importante es la sensación de hambre y saciedad al comer alimentos reales y no andar con una calculadora volviéndote loco o haciendo dietas estrictas.

De todas formas, si te sientes más cómodo al principio contando calorías, podrías contarlas para hacerte una idea de lo que comes, pero siempre sobre la base de una buena alimentación y sin productos que nuestro intestino no reconozca, como los ultraprocesados.

RACIONES

Aunque yo no soy muy amiga de medir ni pesar los alimentos, te dejo unas pautas muy generales si te ayudan, si bien es cierto que estas cantidades podrían variar de una persona a otra según sus necesidades.

ESTAS MEDIDAS CORRESPONDEN A 1 RACIÓN:

- **lácteos**
  › yogur natural y entero (o kéfir): 200-250 ml (2 yogures)

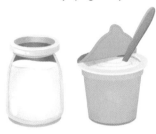

  › leche o bebida vegetal: 200 ml (1 taza de leche)

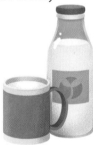

  › queso curado: 40-60 g (3-4 trozos de queso tamaño dedo índice)

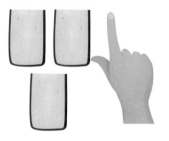

  › queso fresco: 80-125 g (2-3 cucharadas)

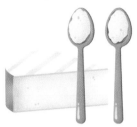

- **huevo:** 2 huevos

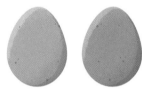

- **legumbres:** 180 g cocinadas (1 plato sopero)

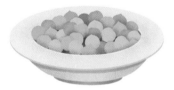

- **pescado:** 125-150 g (1 filete individual)

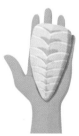

- **carne de pasto:** 100-125 g (1 filete como la palma de tu mano, ¼ de pollo)

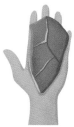

- **frutas:** 120-200 g
  › 1 pieza mediana

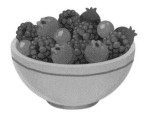

  › 1 taza de fresas, arándanos, frambuesas...

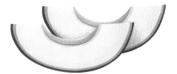

  › 2 rodajas de melón

- **verduras:** 150-200 g
  › 1 plato de ensalada

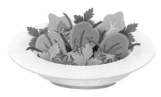

  › 1 plato de verdura cocida

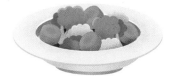

- **tubérculos** (patata, boniato, etc.): 150-200 g (1 patata grande o 2 pequeñas, ½ boniato mediano)

 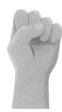

- **aceite de oliva virgen extra en crudo:** añade un chorrito siempre que puedas

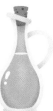

- **frutos secos o semillas:** 20-25 g
  › **Fruto seco entero:** 1 puñado

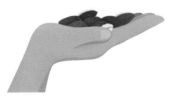

  › **Crema de fruto seco:** 1 pulgar

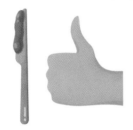

- **pan integral:** 40 g (1-2 rebanadas medianas)

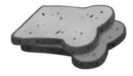

- **cereales integrales o pseudocereales (arroz, quinoa, trigo sarraceno, etc.):** 160 g cocinado (1 plato de postre lleno)

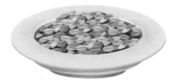

- **chocolate >85 % de cacao:** 10-15 g (1-2 onzas, 1 dedo índice)

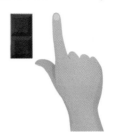

MOLESTIAS DIGESTIVAS

Casi un 30 % de la población sufre problemas o molestias digestivas, y es que además de que la literatura científica nos acompaña, cada vez somos más conscientes de la influencia del intestino y de la microbiota en el estado de salud general de las personas.

Manejar el aparato digestivo es ahora un recurso fundamental que cualquier profesional debería tener en cuenta, porque podemos observar cómo los tratamientos o las intervenciones adquieren un gran valor añadido.

No podemos olvidar la indiscutible conexión intestino-cerebro; una mala salud digestiva afectará a tus emociones, a tu humor, a tus ganas de hacer las cosas, etc. Cuando el aparato digestivo se inflama, no deja de enviar mensajes y quejas al cerebro, lo que genera confusión y torpeza, y es que al final en el cuerpo todo está conectado.

Recuerda que tener salud no es solo ausencia de enfermedad, es tener calidad de vida. Cargar con todos estos síntomas no te permite disfrutar del día a día, así que no te conformes si tienes estos síntomas:

- hinchazón
- gases
- acidez y reflujo
- digestiones pesadas
- dolor de cabeza
- diarrea o estreñimiento
- dolor premenstrual y menstrual
- falta de energía y cansancio

COMER A TODAS HORAS

Uno de los puntos fundamentales que nuestro sistema digestivo no entiende es por qué tenemos que comer de manera constante, y la respuesta a la incoherencia son síntomas de hinchazón, gases, inflamación, etc.

Si revisamos la fisiología de nuestro tubo digestivo, debemos conocer un mecanismo importante que se llama «complejo motor migratorio». Son unas contracciones o movimientos que se producen en el intestino delgado y que nos ayudarán a deshacernos de las bacterias y de los restos de alimentos de la digestión anterior; es decir, actúan como un camión de la basura que se activa cada vez que acabamos de comer y nos ayuda a limpiar el tubo digestivo de los restos de alimentos de la digestión anterior. Para completar este proceso de limpieza necesita entre 4 y 5 horas de ayuno entre comidas.

Así, expulsa estos restos hacia el intestino grueso para que el delgado quede lo más limpio posible; de lo contrario, las bacterias tendrían alimento suficiente en el intestino delgado para subsistir, reproducirse y colonizar la mucosa intestinal, produciendo así sobrecrecimiento de bacterias en el intestino delgado, hinchazón, gases, digestiones pesadas, etc.

Ya ves que no hace falta que comas continuamente o cada 2 horas; no es una norma, todo lo contrario. Lo ideal es que comas cuando tengas hambre y, a ser posible, no muy seguido. Dejar un espacio de al menos 4 o 5 horas entre ingestas sería lo ideal.

Además, cada vez que comemos baja el pH de la boca y, por tanto, favorece el ataque de bacterias que promueven la caries, por ejemplo.

Es cierto que hay personas que pueden beneficiarse de comer más veces al día (4 o 5 veces), según su situación o patología, pero, por norma general, no es normal comer solo porque lo diga la hora del reloj.

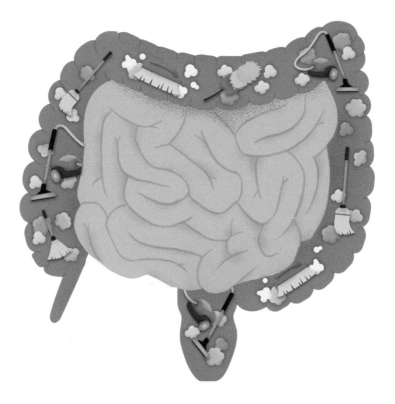

¿Te levantas y te toca desayunar? ¿Lo haces porque tienes hambre o solo porque es la hora a la que «todo el mundo» desayuna? Si tu respuesta es «no, no tengo hambre», entonces espera a tener hambre y verás que los efectos son muy positivos, tu cuerpo te lo agradecerá.

También existen casos en los que podemos llegar a pensar que de verdad sentimos hambre constante. Suele pasar cuando estamos inflamados, tenemos problemas digestivos, no estamos distribuyendo de manera adecuada los nutrientes en las comidas, etc. Puedes revisar estos casos con tu profesional de confianza.

- Sabes que es hambre real cuando te apetece comer verdura, fruta, tubérculos, carne, pescado, huevo, etc.
- Sabes que es hambre hedónica cuando solo te apetecen dulces, galletas, pan, bollería industrial, etc.

Es mejor que te sacies en las comidas que estar contando calorías, que no te confundan. Alimentarse bien no consiste en pesar la comida y contar kilocalorías.

Hacer dieta engorda, es importante que sepas que si quieres perder peso no tienes que comer poco y varias veces al día; de esta forma lo único que consigues es sufrir e incumplir tu objetivo, pues tu cuerpo entra en modo ahorro y, como consecuencia, cada vez te costará más perder peso.

Simplemente, ten en cuenta que hay nutrientes que tu cuerpo necesita y son los que va a utilizar, y otros productos que tu cuerpo no necesita y que van a inflamarte.

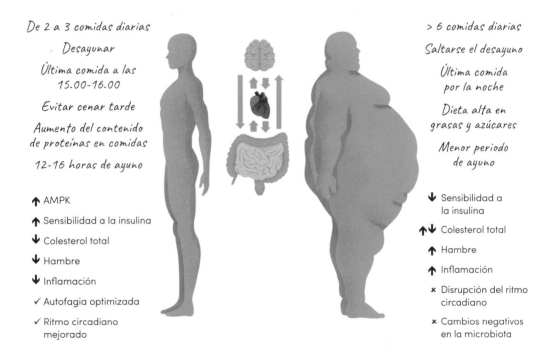

De 2 a 3 comidas diarias

Desayunar

Última comida a las 15.00-16.00

Evitar cenar tarde

Aumento del contenido de proteínas en comidas

12-16 horas de ayuno

↑ AMPK

↑ Sensibilidad a la insulina

↓ Colesterol total

↓ Hambre

↓ Inflamación

✓ Autofagia optimizada

✓ Ritmo circadiano mejorado

> 6 comidas diarias

Saltarse el desayuno

Última comida por la noche

Dieta alta en grasas y azúcares

Menor periodo de ayuno

↓ Sensibilidad a la insulina

↑↓ Colesterol total

↑ Hambre

↑ Inflamación

✗ Disrupción del ritmo circadiano

✗ Cambios negativos en la microbiota

Efectos de distintos horarios y frecuencias de comidas según diferentes variables. En el centro de la imagen, las influencias recíprocas de cerebro, corazón e intestinos.

Fuente: *Paoli A, Tinsley G, Bianco A, Moro T. The Influence of Meal Frequency and Timing on Health in Humans: The Role of Fasting. Nutrients. 2019 Mar 28;11(4):719. doi: 10.3390/nu11040719. PMID: 30925707; PMCID: PMC6520689.*

FLEXIBILIDAD METABÓLICA	RIGIDEZ METABÓLICA
Como con hambre y no necesito estar comiendo constantemente.	Como muchas veces al día, tengo hambre todo el rato.
Cuando como, me sacio, no restrinjo calorías, como lo que toca y disfruto.	Como poco en cada comida y no me sacio.
No dependo de la comida para tener energía.	Dependo constantemente de la comida para tener energía. Cada vez que empiezo o cambio de actividad necesito comer.

¿QUÉ DEBE LLEVAR UN DESAYUNO SACIANTE?

El desayuno es el momento del día en el que tomamos las peores decisiones en cuanto a la alimentación (galletas, zumos, cereales de desayuno, magdalenas, bollería, mermeladas, etc.) y esto genera un gran impacto en la saciedad a lo largo del día.

Prácticamente todas las personas que desayunan este tipo de productos con azúcares, harinas refinadas, edulcorantes, aditivos y con índice glucémico alto sienten mucha ansiedad por la comida a lo largo del día. Además, empeora el rendimiento cognitivo y la energía durante el día cuando comemos de esta manera, pues las oscilaciones glucémicas provocan un mayor desajuste nervioso. Como decíamos antes, cuando pasa esto, al cerebro le llega menos glucosa y produce

síntomas neurológicos como irritabilidad, temblores, mareo, ansiedad, fatiga, confusión, desconcentración, agresividad, agotamiento y también aumentan las ganas de volver a comer algo dulce, fumar o tomar un café, algo que vuelva a estimularnos. Así volvemos a caer en el bucle.

Es posible que te haya ocurrido que alrededor de una hora y media después de haber desayunado galletas o algún bollo (ya sea casero o industrial) vuelva a entrarte hambre y no entiendas por qué estás más nervioso, irritable, con ansiedad, taquicardia, no puedes concentrarte y te encuentras débil o cansado. Lo que pasa es que te ha dado un bajón de azúcar y necesitas volver a comer para recuperar de nuevo la energía.

Si te levantas con hambre y te apetece desayunar, disfruta del desayuno. Si te levantas sin hambre, no es el momento de desayunar, déjalo para más adelante. Recuerda siempre comer con hambre para mejorar la flexibilidad metabólica y no estar dependiendo siempre de la comida. Esto no significa comer menos, significa recuperar el ciclo hambre-saciedad que nos es natural.

En primer lugar, añade una buena fuente de proteína y grasa buena; así reducirás el hambre durante toda la mañana mucho más que con un desayuno solo a base de carbohidrato.

Recuerda cuáles son las grasas buenas y los beneficios que tienen:

- Son precursoras de la síntesis de colesterol y de la síntesis de hormonas sexuales. Sin colesterol no podemos construir estrógenos. Por eso las dietas bajas en grasa generan desajustes hormonales (pérdida de la regla, por ejemplo).
- Ayudan a regular la temperatura corporal.
- Aportan saciedad, te ayudan a picar menos entre horas.

BENEFICIOS DE LAS GRASAS BUENAS
- El cerebro es rico en grasa saturada, la leche materna contiene un 50 % de grasa saturada en su composición, gran parte de las membranas celulares están formadas por grasa saturada y nuestros huesos la necesitan para fijar el calcio.
- Grasas insaturadas como el omega-3 tienen un efecto antiinflamatorio (nueces, semillas de chía y lino, pescados azules, etc.).
- Comer grasas buenas te ayuda a absorber las vitaminas liposolubles: A, D, E, K.

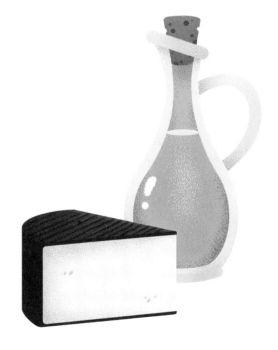

Grasas buenas	Grasas malas
Aguacate	Galletas
Aceite de oliva virgen extra	Bollería
Frutos secos y semillas	Embutidos (mortadela, etc.)
Pescado azul: anchoas, sardinas, boquerones, etc.	Patatas fritas
Huevo	Fast food
Aceitunas	Cremas de cacao azucaradas
Queso curado	Margarina
Yogur o kéfir natural y entero	Lácteos azucarados (holados, yogur de sabor)
Mantequilla	
Cacao o chocolate >85 % de cacao	Frutos secos salados y fritos
Coco	

Fuentes de proteína	
huevo	jamón cocido
anchoas	jamón ibérico
sardinas	lacón ibérico
mejillones	pavo
atún	etc.

✍ RESUMEN DE UN DESAYUNO EQUILIBRADO

Un desayuno perfecto estaría compuesto por:

· Grasas buenas (ver tabla en página anterior). Algunas grasas también llevan proteínas de calidad, como los yogures o los frutos secos o las semillas

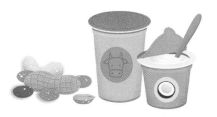

· Proteínas de calidad: huevo, anchoas, sardinas, etc.

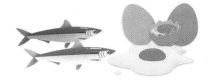

· Fruta o verdura

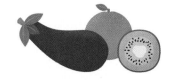

· Cereal integral (opcional)

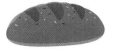

¡Hay vida más allá del zumo con galletas o de la leche con cereales refinados!

Opciones de desayuno

1. HUEVOS

Desayunar huevo es una de las mejores elecciones que puedes tomar, ya que es una buena fuente de proteína y de grasa, y te ayuda a estabilizar la glucosa y sentir menos hambre y más energía durante el día. No deseches las yemas del huevo, pues es donde encontramos la grasa buena y donde están la mayoría de los nutrientes (vitamina D, B12, folato, K, DHA, zinc, etc.).

- Huevos revueltos con queso y tomate aliñado. Fruta.
- Tortilla francesa con aguacate. Fruta.
- Tostada de aguacate con huevo a la plancha. Fruta.
- Huevos cocidos + 1 puñado de frutos secos. Fruta.
  › Esta es una buena opción para llevar al trabajo (llévalos con cáscara porque se conservan mejor), mételos en tu neverita isotérmica con la placa de hielo.
- Si tienes que desayunar en un bar, puedes escoger:
  › Tortilla francesa o huevos revueltos con tomate natural y aceite de oliva virgen extra. Y puedes llevarte aparte una bolsa de frutos secos y fruta natural.

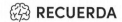 **RECUERDA**

Puedes tomar 2 huevos al día; el colesterol de la dieta no tiene prácticamente impacto en los niveles de colesterol en sangre y en las personas que sí lo tiene lo hace mejorando el perfil lipídico.

2. AVENA

Puede pasar que haya personas que tomando solo avena tengan los mismos síntomas de bajón de azúcar que comentábamos (aunque no se trate de un ultraprocesado ni lleve azúcar añadido), y a la hora y media vuelvan a sentir hambre; en este caso también le añadiremos extra de proteína y de grasa.

- porridge de avena y fruta (avena con bebida vegetal o leche + fruta)
- porridge de avena con frutos secos y coco rallado (grasa)
- porridge de avena y jamón cocido con queso (proteína + grasa)
- porridge de avena con aguacate y anchoas

3. YOGUR NATURAL Y ENTERO

Otra opción es tomar yogur natural y entero, ya sea animal o vegetal. Descarta las versiones desnatadas o light o de sabores de los yogures, la cantidad de grasa que aportan es grasa buena; además, es poca cantidad y ayuda a saciarse y no picotear durante el día.

- yogur natural con fruta y frutos secos
- yogur natural con crema de frutos secos

4. RESTOS DE COMIDA DEL DÍA ANTERIOR

Puede resultarte raro, pero esta es una buena forma de empezar el día con una opción rápida y con comida real.

- ensalada con huevo duro
- tortilla de verduras
- boniato asado con sardinas o atún

5. QUIERO DESAYUNAR BOLLITOS CASEROS

Si algún día te apetece introducir en el desayuno bollería casera como la que hago yo en mis recetas (sin azúcar, sin edulcorantes, sin harinas refinadas), puedes hacerlo, pero mi consejo es que acompañes un trozo del bizcocho casero con tu desayuno habitual (proteínas + grasas de calidad). Porque recuerda que la fruta triturada de esta manera (bollería casera) también puede elevarnos la glucemia en sangre (aunque tiene menos efectos perjudiciales que los ultraprocesados) y podemos sentir hambre al rato exactamente igual, ya que nuestro desayuno estaría basado solo en carbohidratos.

- Ejemplo: Trozo de bizcocho casero + tortilla francesa de aguacate y queso + frambuesas.

Además, haciéndolo de esta manera notarás saciedad y vas a ver que no necesitas comerte medio bizcocho para sentir que has desayunado. Con un trozo estarás satisfecho.

6. CÓMO ENDULZAR EL CAFÉ SIN AÑADIR AZÚCAR

Necesitas recuperar el sabor natural de los alimentos y uno de ellos es el café; si te gusta azucarado es que no te gusta el café, lo que te gusta en realidad es el azúcar.

¡El café que utilizas importa!

- Elige siempre café natural.
- No escojas café mezcla ni torre-facto.
  › Contienen azúcar.
  › Los procesos de tostado a altas temperaturas a los que se somete el café generan acrilamida, una sustancia potencialmente cancerígena.
- Si puedes escoger café en grano, mejor aún; solo necesitas 2 segundos cada mañana para molerlo en un molinillo eléctrico o manual. El sabor y el aroma son incomparables.
- Si utilizas **descafeinado**, te recomiendo que busques los que tengan el sello «*swisss water*» que garantiza que el método de descafeinado se hace con agua y no utiliza disolventes para descafeinar; por ello preserva todos los componentes y sabores propios del café.

¿Qué añadir al café para endulzarlo?

- café + ½ cucharadita de aceite de coco y canela de Ceilán
- café + canela de Ceilán
- café + ¼ de cucharadita de harina de algarroba (es dulce)

No hace falta que hagas el cambio de un día a otro, pero poco a poco proponte ir disminuyendo el azúcar o los edulcorantes del café utilizando estos trucos.

¿QUÉ DEBEN LLEVAR LAS COMIDAS Y LAS CENAS?

Para llegar a saciarte es importante que tus platos lleven una buena carga de vegetal que alimente nuestras bacterias buenas y que nuestro intestino pueda reconocer; así seremos capaces de generar nutrientes y energía a partir de ellos. Esto nos ayudará en el aspecto inmune, mental, digestivo y hormonal.

Esta es la composición perfecta para saciarte de forma equilibrada:

La mitad del plato debe llevar carbohidratos bajos en almidón (ver tabla con ejemplos). La rellenaremos con una o varias verduras o 1 fruta.

La otra mitad del plato la dividiremos en:

- ⅓ de proteínas: una a elegir
- ⅓ de grasas: elegiremos una (o dos)
- ⅓ de carbohidratos altos en almidón: uno a elegir (o dos)

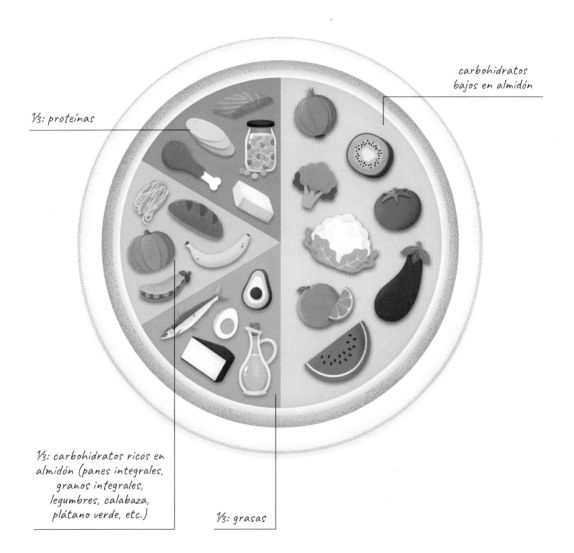

carbohidratos
bajos en almidón

⅓: proteínas

⅓: carbohidratos ricos en
almidón (panes integrales,
granos integrales,
legumbres, calabaza,
plátano verde, etc.)

⅓: grasas

Alimentación antiinflamatoria

Carbohidratos bajos en almidón

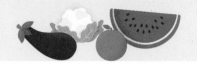

Frutas y verduras: acelgas, espinacas, lechuga, canónigos, tomate, berenjena, judías verdes, puerro, cebolla, ajo, coliflor, brócoli, piña, frutos rojos, melocotón, uvas, etc.

Carbohidratos ricos en almidón

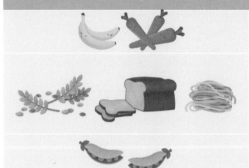

Vegetales: plátano verde, patata, calabaza, maíz, batata, boniato, nabo, zanahoria, etc.

Cereales integrales y granos: quinoa, arroz integral, avena integral, centeno integral, espelta integral, trigo integral, cebada integral, trigo sarraceno, mijo, etc. y sus derivados como panes, pastas integrales...

Legumbres: lentejas, guisantes, garbanzos, frijoles, etc.

Proteínas

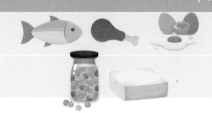

De origen animal: carne, pescado, pollo, pavo, huevo, marisco, etc.

De origen vegetal: tofu, garbanzos, lentejas, etc.

Claves para desinflamarte y ganar salud

- No comas continuamente, espacia comidas al menos 4-5 horas. El exceso de frecuencias de ingesta no deja que nuestro sistema digestivo pueda hacer su autolimpieza de los restos de la digestión anterior. Con esto pueden mejorar los gases y la hinchazón abdominal.
- Come con hambre y saciándote de manera correcta.
- Evita hacer medias mañanas y meriendas para poder espaciar las ingestas de forma adecuada.

- Haz unas 12 horas de ayuno desde que cenas hasta que desayunas. Es muy fácil, lo único que tienes que hacer es cenar pronto, sobre las 20.00-21.00 y desayunar sobre las 9.00.
- Toma infusiones entre horas, no añadas demasiado líquido en las comidas principales.
- Come alimentos con nutrientes, comida real.
- Añade proteínas y grasas buenas en todas las comidas, además de verduras y frutas; así te sentirás más saciado.
- Evita las harinas, los azúcares y los edulcorantes, así como las grasas saturadas fritas u oxidadas.
- Es importante moverse, hacer ejercicio físico, a ser posible combinando fuerza y ejercicio aeróbico.
- El descanso es fundamental. Si duermes poco, seguro que notarás que tienes más ansiedad por dulce al día siguiente. Se desregula la glucosa.
- Gestiona el estrés (por ejemplo, con meditación).
- Exponte a la luz natural porque ayuda a sincronizar el ritmo circadiano de sueño-vigilia y, como consecuencia, mejora la concentración, el ritmo cognitivo y la circulación sanguínea, y favorece un buen descanso por la noche y el bienestar general.

CONSEJOS PARA AÑADIR A LA LISTA ANTERIOR SI TIENES PROBLEMAS DIGESTIVOS:

- No agregues café o té, y menos les añadas azúcar o edulcorantes, en los periodos de descanso digestivo entre comidas o en el ayuno nocturno, pues rompe el descanso digestivo, aunque no rompe el ayuno metabólicamente hablando.
- El agua templada con limón en este caso suele venir muy bien.
- Bebe agua caliente (o del tiempo) porque favorece la motilidad gástrica, un proceso muy importante para hacer bien las digestiones. En cambio, si tomas agua fría, las contracciones del estómago disminuyen.
- No comas chicle o, por lo menos, no te tomes un paquete entero; llevan sorbitol, el edulcorante que les da sabor, y tiene efectos laxantes que puede irritar el intestino y provocar muchos síntomas intestinales, como gases, hinchazón, incluso heces blandas y olorosas, etc.

Menú saludable

	LUNES	MARTES	MIÉRCOLES	JUEVES
DESAYUNO	· Pan integral + aguacate, tomate + huevos revueltos · 1 fruta + 2 nueces enteras	· Porridge de avena con fruta y 1 puñado de frutos secos	· 200 g de yogur con fruta y frutos secos	· Crepes de sarraceno + aguacate con sardinas o anchoas
COMIDA	· Zanahoria rallada con endibias, queso y aceitunas · Hamburguesas de espinacas (p. 230)	· Albóndigas de ternera (p. 234) con quinoa	· Berenjena a la plancha · Tortilla de nabo (p. 220)	· Ensaladilla rusa con mayonesa (p. 232) · Pescado a la plancha o al horno
CENA	· Champiñones rellenos al horno (p. 244)	· Setas salteadas · Tostada de aguacate y queso fresco y sardinas	· Sopa de pollo, huesos, patata cocida y verduras	· Tortilla de calabacín y puerro

Menú saludable

	VIERNES	SÁBADO	DOMINGO
DESAYUNO	· Huevos revueltos con jamón ibérico + tomate · 1 fruta	· 200 g de yogur con fruta y frutos secos + 1 trocito de bizcocho marmolado	· Tortita de plátano macho (p. 188) con crema de frutos secos* y fruta
COMIDA	· Tomate con cebolla y aceite de oliva virgen extra, orégano y vinagre de manzana · Fajitas (p. 212)	· Guisantes con cebolla y jamón · 2 huevos a la plancha	· Pasta de arroz con salsa de calabaza (p. 242) y mejillones
CENA	· Pizza a la sartén (p. 222)	· Corazones de alcachofas · Caballa con queso fresco	· Revuelto de setas, huevo y espárragos verdes

*La crema de frutos secos se puede hacer casera simplemente triturando los frutos secos hasta hacer una crema, sin más ingredientes añadidos.

Menú veggie

	LUNES	MARTES	MIÉRCOLES	JUEVES
DESAYUNO	· Pan integral + aguacate, tomate + huevos revueltos · 1 fruta + 2 nueces enteras	· Porridge de avena con fruta y 1 puñado de frutos secos	· 200 g de yogur con fruta y tostada con crema de frutos secos*	· Crepes de sarraceno + aguacate con queso vegano (p. 226)
COMIDA	· Zanahoria rallada con endibias, queso y aceitunas · Hamburguesas de espinacas (p. 230)	· Quinoa con boloñesa de lentejas (p. 240)	· Berenjena a la plancha · Tortilla de nabo (p. 220)	· Ensaladilla rusa con mayonesa (p. 232) y habas
CENA	· Champiñones rellenos al horno (p. 244) (relleno: tomate, queso para fundir y tofu)	· Setas salteadas · Tostada con hummus	· Sopa de miso con verduras	· Tortilla de calabacín y puerro

Menú veggie

	VIERNES	SÁBADO	DOMINGO
DESAYUNO	· Huevos revueltos con tomate rallado y aceite de oliva virgen extra · 1 fruta	· 200 g de yogur con fruta y frutos secos + 1 trocito de bizcocho marmolado (p. 178)	· Tortita de plátano macho (p. 188) con crema de frutos secos* y fruta
COMIDA	· Tomate con cebolla y aceite de oliva virgen extra, orégano y vinagre de manzana · Fajitas (p. 212) rellenas de verduras con garbanzos	· Guisantes con cebolla y zanahoria · 2 huevos a la plancha	· Pasta de arroz con salsa de calabaza (p. 242)
CENA	· Pizza a la sartén (p. 222)	· Corazones de alcachofas rehogados con lentejas cocidas y puerro	· Revuelto de setas, huevo y espárragos verdes

CAPÍTULO 5

Los primeros mil días de vida

Desde el embarazo hasta cumplir los dos años

Embarazo

Los mil primeros días de vida son clave para construir la base de la salud de nuestros hijos, y esta empieza en el embarazo.

Cómo nos alimentamos cuando estamos embarazadas o qué les damos de comer a nuestros hijos desde que nacen hasta los dos años de vida tendrá un gran impacto en su salud a corto, medio y largo plazo. Por supuesto, si esto no lo has hecho así, no está todo perdido, aunque las cosas serán un pelín más complicadas. Ya sabes que nunca es tarde para mejorar la salud.

MICROBIOTA DE LA PLACENTA

La primera herencia, y la más importante, que la madre va a darles a sus hijos es la de sus bacterias.

Antes pensábamos que la placenta, el órgano que conecta a la madre con el feto, era un lugar estéril; ahora sabemos que no es así y que precisamente es en ella donde empieza a configurarse la microbiota del bebé, muy marcada por los microorganismos que están presentes en la boca de la madre. Los últimos estudios han demostrado que los microorganismos encontrados en la placenta tenían muchas similitudes con los tipos de bacterias de la boca de la madre. Aún no está claro cómo llegan estas bacterias de la

madre hasta la placenta, pero una posibilidad es que viajen a través de la sangre; por ejemplo, podrían acceder a través del cepillado dental habitual de la madre.

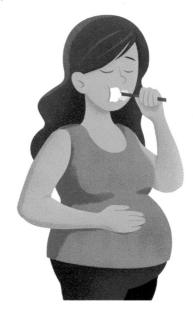

La placenta, el líquido amniótico, el cordón umbilical y los tejidos fetales tienen cada uno su propia microbiota y todas ellas están determinadas por los hábitos y la salud de la madre. Por ello, las mujeres en edad fértil deben cuidar su salud bucodental, puesto que la microbiota o las bacterias de la madre influirán en la primera colonización microbiana del pequeño. Y, de hecho, hay estudios que relacionan una mala salud bucodental con mayor riesgo de diabetes gestacional, riesgo de parto prematuro, un bebé con bajo peso al nacer e incluso problemas de fertilidad (ese «embarazo que no llega»), tanto en mujeres como en hombres (mala salud espérmica).

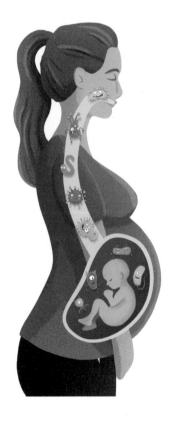

La boca alberga la segunda comunidad microbiana más diversa del cuerpo después del intestino, con más de 700 especies de bacterias; en cada milímetro de saliva puede haber entre 100 y 100 millones de microorganismos. La rotura del equilibrio del ecosistema oral (hay bacte-rias buenas que pueden volverse potencialmente malas si no hay un equilibrio) permite que las bacterias que promueven la enfermedad causen afecciones tales como caries, gingivitis, periodontitis, que van a repercutir en la salud general.

La alimentación moderna basada en el exceso de ingesta de hidratos de carbono de mala calidad (azúcares, harinas refinadas, etc.) alimenta un tipo de bacterias que favorece la formación de caries y el desequilibrio de la microbiota oral (bacterias en la boca).

Por supuesto, el canal del parto sigue siendo una de las vías más importantes de colonización de microorganismos del feto.

Hay muchos factores que pueden influir en la salud del bebé, desde la nutrición y el estilo de vida de la madre hasta el estrés materno, la salud bucal de la madre, el tipo de parto, la lactancia materna o leche artificial, la introducción de los primeros alimentos, el contacto físico o traumas físicos o psíquicos, que podrían condicionar el desarrollo y el estado de salud del futuro adulto. Conocer estos aspectos, aunque algunos no se puedan cambiar, nos hace más conscientes de saber por dónde deberían ir los cambios o mejoras en la edad adulta.

Al final todo suma: un embarazo sano, un parto natural y alimentación con lactancia materna harán que la composición de la microbiota del bebé sea mejor y el sistema inmune esté más fuerte para luchar contra patógenos o infecciones. Aunque sabemos que a veces es complicado que se den todas estas condiciones juntas, no pasa nada; lo único que es probable es que tengamos que trabajar, aún más, en aquellos aspectos en los que podamos influir a partir de ahora, como por ejemplo:

- sueño reparador
- buena alimentación
- movimiento o ejercicio físico
- salud bucodental
- manejo del estrés
- hábitos saludables (alcohol, tabaco...)
- uso de antibióticos (solo si son necesarios)

COMER PARA DOS

En el embarazo no hay que comer por dos, sino para dos. Durante la gestación la demanda de nutrientes, vitaminas y minerales va aumentando, así como las necesidades calóricas. Es importantísimo alimentarnos bien porque es una época clave para construir la base de la salud de nuestros futuros hijos, empezando por construir la microbiota, esos microorganismos buenos que tenemos en nuestro interior.

El exceso de peso corporal en el embarazo u obesidad se asocia con un mayor riesgo de sufrir diabetes gestacional, preeclampsia, hipertensión gestacional, depresión, parto instrumental y por cesárea, o riesgo de infección quirúrgica. También está relacionado con parto prematuro, bebés grandes para la edad gestacional, anomalías congénitas, muerte perinatal, entre otras.

Lo ideal sería controlar el peso antes del embarazo, aunque si ya te has quedado embarazada nunca es tarde. Comer bien es posible y recomendable para tu salud en todas las etapas de la vida, así como hacer ejercicio físico adecuado a tu situación. Hay que tener en cuenta que el incremento del peso depende de múltiples factores, como, por ejemplo, del apetito que tenga la madre, de los síntomas iniciales: náuseas o vómitos, etc.

Para hacernos una idea, en el primer trimestre de la gestación las calorías deben ser las mismas que las habituales; a partir del segundo trimestre se aumentan en la dieta unas 300 kcal/día y unas 400 calorías adicionales en los meses siguientes. Pero no es necesario calcular esto con la calculadora; tranquila, tu cuerpo irá indicándotelo.

Las tablas de ganancia de peso durante el embarazo son solo orientativas. En ningún caso han de tomarse al pie de la letra, pues cada mujer y cada embarazo son totalmente diferentes.

¿DE DÓNDE VIENE EL PESO QUE COGES EN EL EMBARAZO?	
Pecho	900 g
Líquido amniótico	900 g-1 kg
Placenta	700 g
Incremento del útero	1 kg
Almacenes de grasa materna	3 kg
Volumen sanguíneo	1,8 kg
Otros fluidos	1,8 kg
Bebé a término	2,7-4 kg

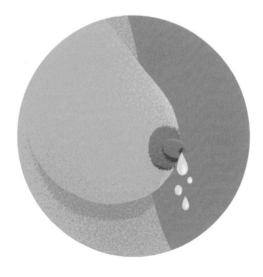

¿CUÁNTAS VECES SE DEBE COMER AL DÍA EN EL EMBARAZO?

Como todo, depende de cuáles fueran tus hábitos antes del embarazo, si tenías un estilo de vida bueno y comías comida real o no.

- Tenía un buen estilo de vida antes del embarazo → Puedo guiarme por mi ritmo de hambre-saciedad
- No tenía un buen estilo de vida antes del embarazo → No podré guiarme por mi ritmo de hambre-saciedad

Si te alimentas mal y comes muchos ultraprocesados (galletas, bollería industrial, patatas fritas, refrescos, etc.), es probable que necesites comer más veces al día, pues la desregulación de la glucosa te hará estar menos saciada y con más hambre. Si sufres reflujo también es posible que contribuya a que tengas necesidad de hacer más ingestas al día.

Una embarazada puede comer las mismas veces al día que una mujer no embarazada. Es decir, si antes hacías 3 comidas al día y sientes que te viene bien seguir haciéndolas, adelante. Es lo normal, sigues un ritmo hambre-saciedad adecuado.

Mi recomendación es que escuches tu cuerpo; si te pide comer 3 veces al día, bien; si te pide comer 4 o 5 veces al día, también estará bien, pero siempre teniendo como base una alimentación saludable.

Por tanto, no te agobies: no tienes que hacer más comidas que las que tu cuerpo necesite. A menudo me encuentro en la consulta con embarazadas que vienen con una pauta de 5 o 6 comidas al día y se agobian porque no son capaces de comer tantas veces.

Es bueno que sepas que no necesitas aumentar la cantidad de ingestas al día para comer más; se pueden tomar las mismas calorías, pero repartidas en menos comidas al día si lo prefieres. Lo único que tienes que hacer es comer más cantidad en cada comida si tu cuerpo te indica que lo necesitas. Con esto quiero decirte que comer por comer no va a hacer que te encuentres mejor; sin embargo, cuando estás embarazada, las necesidades cambian. Haz caso a tu cuerpo y come cuando tengas hambre o cuando lo necesites.

Si sufres reflujo durante el embarazo, es posible que te venga mejor hacer más ingestas al día y así tomar menos cantidad de comida en cada ingesta. Más adelante te lo cuento.

Lo importante es no comer por comer y, cuando comas porque tu cuerpo te lo indica, que sea comida saludable; esto te ayudará a nivel hormonal, físico y mental.

DIABETES GESTACIONAL

La diabetes gestacional es cualquier grado de intolerancia a la glucosa que aparece por primera vez durante el embarazo en mujeres que nunca antes padecieron esta enfermedad. Es uno de los factores principales de riesgo de desarrollo de diabetes tipo II y de complicaciones durante el embarazo, como preeclampsia, aumento excesivo de peso o riesgo de parto prematuro.

En el embarazo las mujeres tienen más tendencia a tener cierta resistencia a la insulina porque así aseguran que el bebé recibe suficientes nutrientes; esto es normal, pero si la mamá parte de una mala alimentación, rica en azúcares y harinas refinadas, o sedentarismo, esta tendencia natural podría convertirse en una diabetes gestacional.

La buena noticia es que la resistencia a la insulina depende sobre todo de factores modificables como la dieta, el ejercicio y el descanso.

SÍNTOMAS
- aumento de sed
- aumento del número de veces que vas a orinar
- sensación de hambre sin control

El diagnóstico de la diabetes gestacional suele llevarse a cabo a través de las pruebas de glucosa a las 24-28 semanas de embarazo.

Después del parto este aumento de glucosa en sangre suele remitir, pero puede afectar al bebé. Estos niños suelen nacer con un peso mayor que la media, tienen más riesgo de desarrollar diabetes tipo II y obesidad en la edad adulta.

Este tipo de diabetes puede controlarse con un estilo de vida saludable y lo ideal es hacerlo como prevención y no solo como tratamiento, y esto incluye:

- Alimentación: Come alimentos reales y evita los ultraprocesados.
- Correcta adecuación del ritmo hambre-saciedad: Come con hambre y, si tienes hambre de forma continua, pide ayuda a un dietista-nutricionista para que te valore.
- Haz ejercicio, ejercitar el músculo te ayudará a mejorar la sensibilidad a la insulina.
- Hidrátate correctamente con agua.
- Procúrate un descanso reparador.

La primera opción de tratamiento siempre es el control de la dieta; no hay que suprimir todos los hidratos de carbono, pero sí hay que eliminar todos aquellos hidratos de carbono cuyo índice glucémico (IG) es elevado, o lo que es lo mismo, los que tras ser ingeridos elevan en exceso el nivel de azúcar en sangre (glucemia).

Los alimentos con índice glucémico elevado están presentes sobre todo en productos ultraprocesados:

- Productos refinados o azucarados:
  › Bollería, galletas, cereales de desayuno, chocolate con leche, refrescos, zumos, yogures de sabores, batidos, chucherías...
- Todos los productos que contienen harinas blancas, porque estas también se comportan como los azúcares en nuestro cuerpo.
  › Pan blanco
  › Pasta blanca
  › Bollería industrial o casera elaborada con harinas blancas, incluso aunque no lleven azúcar añadido

No todos los hidratos de carbono trabajan de la misma forma en el cuerpo; algunos provocan una subida rápida de azúcar mientras que otros lo hacen más despacio. El consumo de hidratos con un menor IG ayuda a gestionar mejor el nivel de azúcar en sangre, por lo que así lograremos controlar mucho mejor la resistencia a la insulina o diabetes.

Existen tablas de índice glucémico publicadas por la Fundación para la Diabetes, que puedes consultar si lo necesitas.

Puedes ver consejos para bajar el índice glucémico de los alimentos en la página 65.

Ejemplo de menú para diabetes gestacional

DESAYUNO	COMIDA	CENA
Crepes de sarraceno (p. 190) con queso y aguacate o sardinas o mejillones. Fruta y frutos secos.	Trigueros a la plancha y gallo a la plancha con patata cocida aliñada con perejil, ajo en polvo y aceite de oliva virgen extra.	Tortilla de calabacín y puerro. Tomate aliñado con orégano y aceite de oliva virgen extra.

OPCIONES DE MEDIAS MAÑANAS O MERIENDAS

- fruta y frutos secos
- fruta y queso
- aceitunas con queso
- tomates cherry y frutos secos
- yogur entero y natural con fruta y/o frutos secos
- yogur entero y natural con fruta y 1 onza de chocolate >85 %
- hummus con palitos de zanahoria y/o calabacín
- pan integral con hummus
- pan integral con crema de frutos secos y plátano
- pan integral con aguacate y tomate
- mejillones o berberechos y/o queso

NÁUSEAS, VÓMITOS

Aunque por suerte no todas las embarazadas padecen estos síntomas, es frecuente que aparezcan náuseas o vómitos en el primer trimestre de la gestación y que mejoren a partir de entonces.

PAUTAS PARA SOBRELLEVARLOS

- Hacer varias ingestas al día, evitar las comidas copiosas. Evita tener el estómago vacío durante demasiadas horas. Come poquito y con más frecuencia hasta que desaparezcan los síntomas.

- Si las náuseas son por la mañana, ten algo preparado en la mesilla para comer antes de levantarte.
  - › Te recomiendo los encurtidos (aceitunas), frutos secos o frutas.
  - › Evita las galletas u otros ultra-procesados.
- Evita olores que te desagraden. No utilices colonias ni ambientadores ni desodorantes de espray.
- Busca la textura ideal de la comida, que no te provoque más náuseas.
- Bebe agua en tragos pequeños, no de golpe.
- No te tumbes justo después de comer, deja pasar unas 2-3 horas antes de irte a la cama. Lo mejor es que camines o te sientes.
- Las comidas y bebidas frías ayudan a rebajar las náuseas.
- Come despacio y evita comidas copiosas como frituras, picantes, ultraprocesados como la bollería industrial o los refrescos.
- Toma agua con zumo de limón o infusión de jengibre (no caliente).

REFLUJO Y ACIDEZ

Más allá de los cambios hormonales o físicos que podrían ocasionar el reflujo en el embarazo, como el desplazamiento del estómago hacia arriba porque el útero crece y ocupa más espacio en la cavidad abdominal o la relajación del cardias por el aumento de progesterona —una hormona que se encarga de relajar los músculos lisos del estómago y hace que este se vacíe más despacio y que el cardias permita el paso de parte del contenido gástrico hacia el esófago—, el reflujo suele ser el resultado también de malos hábitos alimenticios.

CONSEJOS PARA MEJORAR EL REFLUJO
- Bebe agua entre comidas. Durante las comidas puedes beber agua, pero no gran cantidad.
- Evita comer al menos entre 2 y 3 horas antes de acostarte.
- Si es necesario, alza el colchón para mantener la cabeza elevada y que no se produzca el proceso de reflujo.
- Haz comidas pequeñas y muy ligeras.

ALIMENTOS QUE PUEDEN INCREMENTAR EL REFLUJO
- alimentos picantes, como el pimentón picante o la pimienta
- estimulantes, como el café o el cacao

- cítricos, como la piña, el kiwi, las fresas, las frambuesas, las naranjas, etc.
- frutas deshidratadas, como dátiles, pasas...
- zumos o batidos de frutas, ya sean naturales y caseros o los industriales
- productos que contengan glutamato monosódico entre sus ingredientes o E 625 , como las pastillas de caldo concentrado o las sopas de sobre
- vinagre de vino y alimentos en escabeche
- pescado azul, como atún, sardinas, anchoas, caballa, salmón, etc.*
- alimentos ahumados, aunque su consumo no es recomendable en el embarazo
- algunas verduras crudas, como el ajo o la cebolla**

- cremas de frutos secos (si se toleran bien)
- lácteos, como quesos curados, leche o yogures (si no se toleran bien)
- fritos y sofritos
- legumbres***

*Aunque son fuente de grasa buena, justo por su contenido en grasas son más difíciles de digerir, sobre todo si se consumen antes de acostarse.

**En algunos casos las verduras crudas pueden ser difíciles de digerir y causar más molestias. Si es así, evita tomar verduras crudas, sobre todo por la noche.

***Para mejorar las digestiones, los gases y la hinchazón, déjalas siempre en remojo al menos 24 horas antes de cocinarlas.

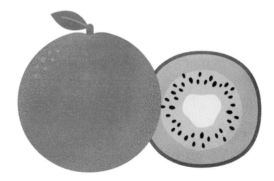

Ejemplo de menú para reflujo		
DESAYUNO	**COMIDA**	**CENA**
Tostada con aguacate y tortilla francesa. Fruta y 2-3 nueces enteras	Setas a la plancha con quinoa y pollo al horno	Boniato al horno o cocido y lubina al horno

OPCIONES DE MEDIAS MAÑANAS O MERIENDAS

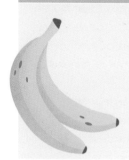

· fruta y frutos secos
· fruta y queso
· aceitunas con queso
· tomates cherry y frutos secos
· yogur entero y natural con fruta y/o frutos secos
· yogur entero y natural con fruta y 1 onza de chocolate >85 %
· hummus con palitos de zanahoria y/o calabacín
· pan integral con hummus
· pan integral con crema de frutos secos y plátano
· pan integral con aguacate y tomate
· mejillones o berberechos y/o queso

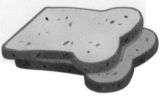

ESTREÑIMIENTO

El estreñimiento en el embarazo es común por los cambios hormonales que se manifiestan durante la gestación, en especial, el aumento de la hormona progesterona, que ralentiza el proceso digestivo y el tránsito intestinal. También, en los últimos meses, el útero va alcanzando un gran tamaño y comprime el intestino y, como consecuencia, el paso de los alimentos se vuelve más lento.

Otras causas frecuentes que producen estreñimiento en el embarazo es la falta de ejercicio físico o la suplementación con hierro.

CONSEJOS PARA MEJORAR EL ESTRE-ÑIMIENTO

• Toma un vasito de agua calentita o templada en ayunas, sin nada más. Esto ayuda al movimiento intestinal.

• Toma en ayunas 1 cucharada de aceite de oliva virgen extra con unas gotitas de limón.

• Las semillas de chía o lino también pueden ser una buena opción, pero es importante empezar por poca cantidad para no notar mucha flatulencia e ir viendo tolerancia.

> Suelo aconsejar poner 1 cucharada de semillas de chía o lino en 3 cucharadas de agua la noche anterior y dejarlo reposar en la nevera. Tomar al día siguiente, en ayunas, habiéndolo calentado un poquito antes. No se aconseja para personas con divertículos.

- Aumenta el consumo de grasas buenas, legumbres, fruta y verdura.
  > Añade aceite de oliva virgen extra en crudo como aliño en tus comidas, en la verdura que tomes. Come aguacate, semillas, frutos secos, yogur natural y entero, queso entero, pescado azul, aceitunas, coco, etc.

- No hay que obsesionarse con la fibra procedente de cereales ni los productos enriquecidos, que, por lo general, suelen tener muchos azúcares o aditivos innecesarios.

- Hidrátate bien. Bebe suficiente agua a lo largo del día.
  > Toma agua caliente o del tiempo porque favorece la motilidad gástrica, un proceso muy importante para hacer bien las digestiones y para ir al baño. En cambio, si tomas agua fría, las contracciones del estómago disminuyen y puedes favorecer el estreñimiento.

- No te olvides de moverte o hacer ejercicio físico.

- Toma una infusión de jengibre 2-3 horas después de la cena, es decir, justo antes de acostarte. Te ayudará a activar el proceso de limpieza intestinal y mejorar el estreñimiento.
  > Para hacer la infusión: pela el jengibre en rama y córtalo en rodajitas; se compra en cualquier frutería. Añade 3 rodajitas de jengibre en 500 ml de agua aproximadamente, ponla a hervir 10 minutos y listo.
    - Si tienes reflujo, no debe resultarte picante o molesto en la garganta; si es así, añade más cantidad de agua para que se diluya más.

- La postura más útil para ir al baño es «tipo sentadilla». Te recomiendo que compres un taburete que te ayude a tener esta postura a la hora de defecar.

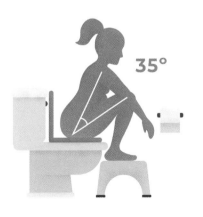

35°

Alimentación en el embarazo.

Desde la calma y la prudencia, es importante que conozcas medidas básicas de higiene y qué alimentos evitar durante la gestación para prevenir riesgos que, aunque son poco frecuentes, podrían tener consecuencias negativas tanto en el feto como en la mujer gestante.

NORMAS BÁSICAS DE MANIPULACIÓN HIGIÉNICA DE LOS ALIMENTOS

Guarda en la nevera los alimentos ya cocinados, siempre en recipientes cerrados y separados, si es posible, de los alimentos crudos, como la carne o el pescado, y procura consumirlos en el mínimo tiempo posible.

- Las sobras de comida deben refrigerarse lo antes posible. Antes de su consumo asegúrate de calentarlas a alta temperatura (más de 70 °C al menos durante 2 minutos). No consumas las sobras frías.
  - Guarda los alimentos cocinados en recipientes cerrados, separados y lejos de los quesos u otros alimentos crudos.
- Si utilizas el microondas para cocinar o recalentar alimentos, asegúrate de que alcance la temperatura adecuada (70 °C).
  - En el microondas no se calienta toda la comida a una temperatura uniforme; tendremos que ponerla en intervalos de 1 minuto, remover el contenido del plato y repetir el proceso hasta que se caliente todo por igual.
- Prepara solo la ración que vayas a consumir, ya que no conviene recalentar más de una vez la misma comida, pues hay más posibilidades de contaminación microbiana.
- Las manos, las superficies y los utensilios de cocina deben lavarse muy bien después de manipular carne, pescados y frutas y vegetales no lavados, así como cualquier otro alimento crudo.

TEMPERATURAS

Asegúrate de que tu frigorífico mantiene una temperatura de 4 °C o inferior y de que la temperatura del congelador esté por debajo de -18 °C.

LAVA LAS FRUTAS Y LAS VERDURAS

Es importante lavar muy bien las frutas, verduras y hortalizas, sobre todo las que vayan a consumirse crudas, para evitar listeriosis o toxoplasmosis, porque el uso de abono orgánico o la contaminación de las aguas de riego puede tener sus riesgos.

Para desinfectar la fruta y la verdura, en casa podemos utilizar lejía de uso alimentario o bien bicarbonato de uso alimentario y vinagre blanco diluido en agua.

Si vas a comer fuera, evita pedir ensaladas; mejor verdura cocinada. Ejemplos de verduras que puedes pedir fuera de casa: parrillada de verduras con patata, espárragos verdes a la plancha, alcachofas, sopa de verduras, etc.

LECHE CRUDA Y QUESOS O LÁCTEOS NO PASTEURIZADOS

No consumas lácteos que estén elaborados a partir de leche cruda, por su posible contenido en listeria.

Es fácil de ver en las etiquetas. En «ingredientes» pondrá:

- Leche **pasteurizada** de vaca, cabra u oveja. Este es apto para consumir.

- Sea la variedad de queso que sea, si en la etiqueta dice elaborado con «leche pasteurizada», puedes consumirlo sin problema. Acuérdate, eso sí, de conservarlo siempre en frío.
- Sin embargo, si vas a calentar el queso por encima de 75 °C , sí puedes consumirlo, aunque esté elaborado con leche cruda. Por ejemplo, si añades queso a una elaboración que harás a 160 °C en el horno, es perfectamente apto.

- Leche **cruda** de vaca, cabra u oveja. No es apto para consumir durante el embarazo.
- Si en la etiqueta no lo ves claro, no lo consumas.

OTROS ALIMENTOS QUE PODRÍAN CONTENER LISTERIA

- Frutas y verduras crudas.
  › Tomate rallado que pueden ofrecernos en cafeterías o en bufés.
  › Fruta ya cortada de los bufés o la que se vende cortada en el supermercado.

> Ensaladas que no sabemos si se han lavado.

- Marisco ahumado refrigerado, como el salmón ahumado. Sí se podría consumir si después se cocina, por ejemplo, al horno.
- Fiambres, embutido, patés o salchichas. En el embutido que se corta en charcutería podríamos encontrar listeria; los embutidos cocidos y previamente envasados no tienen este problema y sí se podrían consumir.
- Alimentos preparados refrigerados, como los sándwiches envasados de cafetería o de bufé.

PESCADO CRUDO, MARISCO CRUDO, CARNE CRUDA

Durante los nueve meses de embarazo evitaremos todo tipo de carne, pescado y marisco crudo, así como todos los alimentos elaborados a partir de estos: boquerones en vinagre, sushi, sashimi, ceviche, carpaccio, tartar, etc. Si comes fuera de casa, pide siempre que la carne o el pescado estén bien cocinados, y fíjate en que cambia el color en el centro del producto.

Pescado

PESCADO CRUDO Y ANISAKIS. PARA EVITARLO:

- Lo ideal es destripar el pescado cuanto antes (comprar el pescado limpio y sin vísceras) o bien retirarlas en casa lo antes posible.
- Comprar el pescado congelado de manera industrial.
- Congelar el pescado en casa al menos 5 días a -20 °C. Pero ten en cuenta que cada vez que se abre el congelador, la temperatura asciende. Los congeladores de casa no suelen ser lo bastante potentes como para llegar a congelar a esa temperatura.
- Otra opción es cocinar el pescado fresco a 60-70 °C durante al menos 10 minutos (sin congelarlo antes).
- Los pescados marinados o al vinagre, como no se han cocinado, podrían llevar anisakis; no los consumas.

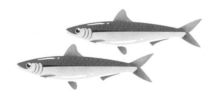

PESCADOS AHUMADOS, EN ESCABE-
CHE O MARINADOS.

- Hay que evitarlos porque no se han sometido a una temperatura lo bastante alta y se conservan durante mucho tiempo en frío. Se podrían consumir cocinados o bien congelados al menos 5 días a –20 °C. Es importante saber que el único problema de estos pescados crudos no es el anisakis, sino otras bacterias que no mueren con la congelación, por lo que evita su consumo sin tratamiento térmico posterior.

PESCADOS CON ALTO CONTENIDO EN MERCURIO

- Las mujeres embarazadas o en periodo de lactancia, los niños hasta los 10 años y las personas inmunodeprimidas se consideran población vulnerable por la presencia de mercurio en el pescado y se recomienda evitar el consumo de las siguientes especies: pez espada, emperador, atún rojo, tiburón (cazón, marrajo, mielgas, pintarroja y tintorera) y lucio.

- La recomendación es tomar 2-3 raciones de pescado a la semana intentando variar entre pescado blanco y azul, pero priorizando el pescado azul de pequeño tamaño.

Conservas

- Las conservas reciben un tratamiento térmico que destruye cualquier microorganismo, lo que asegura que el producto se mantiene en perfectas condiciones para su consumo durante varios años y, además, mantienen intactas las propiedades del pescado.
- Se encuentran a temperatura ambiente en el supermercado y suelen tener una fecha de caducidad de más de 2 años.
  › Una vez abiertas, se conservan en frío, fuera de la lata, en un táper hermético, durante 4-5 días y cubiertas con su propio líquido.
  › Tipos de conservas:
    · bonito
    · atún
    · sardinas
    · mejillones
    · berberechos
    · agujas, etc.

› Si sueles consumir muchos alimentos en conserva, lo ideal es que priorices las conservas en vidrio y no en lata, y, en caso de elegir en lata, escógelas al natural, pues concentran menos metales pesados que si están en aceite. Pero esto es solo si las consumes con frecuencia.

› Elige las conservas al natural o en aceite de oliva virgen extra. Es importante que aparezca la palabra «virgen» porque, de lo contrario, será un aceite de oliva refinado, o aceite de girasol refinado, y, por tanto, menos saludable.

› Ingredientes de las conservas:
  · Al natural: el propio pescado, agua y sal.
  · En aceite de oliva virgen: el propio pescado, aceite de oliva virgen extra y sal.

• Son productos seguros, esterilizados y perfectamente aptos para el consumo durante el embarazo.

• Habría que evitar por completo las conservas de atún rojo, pez espada, etc., y aquellos pescados que tengan alto contenido en mercurio.

› Evita consumir el atún blanco o el bonito más de 1 vez a la semana. Puedes variar con otras especies de pescado azul más pequeño, como la caballa o la melva.

Semiconservas

• Las semiconservas deben consumirse en un plazo de tiempo corto porque no se someten a proceso de esterilización. Su conservación se obtiene gracias a procesos como el salado, el ahumado o el secado.

› Las encuentras en frío en el supermercado. Si dudas si es conserva o semiconserva, tienes la información en el propio envase.

› Ejemplo típico de semiconserva: anchoas.

• Las anchoas podrían consumirse durante el embarazo si las congelas previamente a -20 °C durante al menos 48 horas. También se podrían consumir si las cocinas a 65 °C o más, por ejemplo, dentro de los ingredientes de una pizza al horno.

> Para congelarlas, métela en un recipiente cerrado y cúbrelas de aceite de oliva virgen o virgen extra, o congélalas al vacío. Vigila el contenido de sal; lo ideal es que no tengan más de 6-7 g por cada 100 g.

> Si las anchoas están muy saladas, puedes sumergirlas en agua templada durante 10 minutos, dejarlas escurrir y después meterlas en un envase hermético cubiertas con aceite de oliva virgen y a la nevera.

COCINA POR COMPLETO LA CARNE Y EL PESCADO

• Puedes comprobarlo fijándote en que cambie el color en el centro del producto (más de 70 °C durante al menos 2 minutos).

• Cocina el pescado hasta que esté opaco (blanco leche) y se deshaga con el tenedor.

• Cocina almejas y mejillones hasta que se abran; esto es señal de que están cocidos. Desecha los que no se hayan abierto.

¿Cómo puedo saber si el pescado es fresco? Los pescados y mariscos totalmente frescos casi no tienen olor. El olor «a pescado» aparece cuando estos empiezan a echarse a perder. El pescado fresco tendrá las siguientes características:

• Los ojos están limpios y sobresalen un poco.

• Todo el pescado y los filetes tienen la carne firme y brillante, y las branquias claras y rojas, libres de viscosidad.

• La carne vuelve a su consistencia original después de presionarla.

• No tiene los bordes oscuros ni decoloración marrón o amarillenta.

• El pescado tiene un olor fresco y suave, en lugar de tener olor «a pescado» o similar al amoníaco.

HUEVO CRUDO

Tampoco se podrán consumir alimentos elaborados con huevos crudos, como la mayonesa casera o el alioli (si son envasados sí se podrían consumir).

Si sales fuera de casa, evita el huevo frito, porque siempre queda algo crudo. Puedes pedir una tortilla bien cuajada o huevo duro.

En la p. 232 tienes mi receta de mayonesa hecha con huevo cocido, que sí podrás comer.

EMBUTIDOS CURADOS

Son embutidos curados el jamón serrano, el jamón ibérico, el chorizo, la longaniza, el salchichón, el salami, el lomo, etc. En el embarazo debemos evitar la carne cruda, incluido el embutido. La recomendación es no tomarlo para no asumir riesgos. Pero, si queremos consumirlo, es indispensable que el jamón supere los 20 meses de curación (o más); cuanta más curación, mayor seguridad, y, aunque no estaríamos exentos de riesgo, para minimizarlo al máximo lo ideal sería congelarlo a -20 °C unos 20 días y una vez que lo descongelemos en la nevera habría que consumirlo en 24 horas; por ello, lo ideal sería congelar en raciones pequeñas.

Recuerda que también podríamos encontrar listeria en el embutido y esta no se destruye con la congelación.

Sin embargo, sí se podría tomar jamón curado u otros embutidos si son cocinados, por ejemplo, incluyéndolo en guisos u otras cocciones, como en unas lentejas estofadas.

Alimentos que debemos evitar	Alimentos recomendables
Leche cruda y quesos o yogures no pasteurizados. Si sueles hacer kéfir o yogur en casa, ahora no es el momento de consumirlos caseros.	Puedes consumir los lácteos (queso, kéfir o yogur) que estén pasteurizados, cuyos ingredientes serán, por ejemplo, en el caso del yogur: leche entera pasteurizada de vaca y fermentos lácticos. Solo puedes comer queso hecho con leche cruda en caso de que esté cocinado, por ejemplo, dentro de una lasaña.
Huevos crudos o preparaciones elaboradas con huevo crudo (mayonesas caseras, merengues, salsas, etc.).	Puedes consumir huevo correctamente cocinado o cuajado en tortilla, huevos duros, en bizcochos, muffins o donuts caseros, siempre que se hayan conservado en la nevera en todo momento, mayonesa casera con huevo cocido (p. 232), etc.
Brotes crudos (soja, alfalfa, etc.).	
Carne cruda (steak tartar, carpaccio, etc.) o poco hecha.	Carne cocinada
Productos cárnicos crudos curados, como el jamón.	Productos cárnicos crudos curados, si se consumen cocinados, como ingrediente de un guiso o una pizza.

Alimentos que debemos evitar	Alimentos recomendables
Embutidos loncheados cocidos, como el jamón cocido o el pavo (no comprar al corte en charcutería).	Embutidos loncheados cocidos, como el jamón cocido o el pavo comprados ya envasados.
Patés o pastas de carne que se vendan refrigerados	Paté envasado esterilizado (en conserva). Consumo esporádico.
PESCADO: · Pescado crudo (sushi, sashimi, ceviche, carpaccio). · Pescado ahumado refrigerado o marinado (salmón ahumado, etc.). · Moluscos bivalvos crudos o poco cocinados: almejas o mejillones crudos. · Pescado con alto contenido en mercurio: pez espada, emperador, atún rojo y lucio. · No consumir cabeza de langostinos, gambas, crustáceos o similares por su contenido en cadmio.	Pescado cocinado (excepto los de alto contenido en mercurio) y moluscos y crustáceos cocinados. También conservas de pescado y anchoas (estas últimas solo si se congelan antes o se cocinan).
Frutas y hortalizas crudas que no se hayan lavado o pelado previamente. Evitar ensaladas embolsadas, preparadas y consumidas fuera de casa.	Ensaladas caseras lavadas y desinfectadas.
Fruta ya cortada del supermercado o de los bufés y tomate rallado de los bufés.	Fruta entera lavada y desinfectada.
Zumos envasados no pasteurizados.	Zumos envasados pasteurizados. Zumos hechos en casa con fruta bien lavada, aunque no son recomendables, ver p. 67.
Gazpacho envasado no pasteurizado (lo indica en el envase).	Gazpacho envasado pasteurizado (de bote). Gazpacho hecho en casa con fruta y verdura bien lavada.
No consumas sándwiches envasados que contengan vegetales, huevo, carne, embutidos, pescado y derivados. Por ej., típicos en los bufés de los hoteles.	Comidas precocinadas calentadas a más de 75 °C.
No consumas comidas precocinadas en frío.	

Alimentos que debemos evitar	Alimentos recomendables
Café natural no más de 2 tazas al día. Evita grandes cantidades. Ten en cuenta que hay bebidas como el té, el mate, los refrescos de cola si los consumes, que también contienen cafeína.	Especias, no hay por qué restringir su uso siempre y cuando se utilicen en cantidades pequeñas y para cocinar. · Canela: elige canela de Ceilán; puedes encontrarla en herbolarios.
Infusiones, hay pocos estudios acerca de la seguridad de las infusiones en el embarazo, así que lo mejor es utilizar el principio de precaución: cuanto menos, mejor. · La infusión más segura en el embarazo sería la de jengibre. Es muy bueno sobre todo para las malas digestiones y para las náuseas.	
No consumas ningún tipo de alcohol.	
Evita bebidas azucaradas y energéticas, incluida la kombucha, porque no es pasteurizada.	

LOS MINERALES Y VITAMINAS MÁS IMPORTANTES EN EL EMBARAZO

Omega 3

Una estupenda ayuda para las neuronas y el corazón. Este tipo de grasas son muy abundantes en el cerebro y el ser humano no las produce, por lo que deben incorporarse a través de la dieta. Además, el feto necesita que la madre le transfiera gran cantidad de este ácido graso para la formación del cerebro, por lo que puede generar carencia en la madre. Algunos estudios relacionan la carencia de omega 3 durante el embarazo con la depresión posparto en la madre.

Estos son los alimentos ricos en Omega 3:

- lino, chía y nueces
- pescados azules: jurel, sardinas, anchoas, caballa, salmón, arenque, etc.

Vitamina D

El déficit de vitamina D durante la gestación podría aumentar la tasa de aborto durante las primeras semanas de embarazo. Según estudios recientes, la vitamina D mejora las condiciones del endometrio para que el embrión tenga más probabilidades de implantación. Imprescindible para que el cuerpo absorba el calcio, que es supernecesario para los huesos y los dientes. El pescado azul y la yema de huevo contienen vitamina D, aunque lo mejor es tomar el sol.

Vitamina A

Es fundamental para el desarrollo y funcionamiento de la piel, los ojos, los pulmones y el sistema digestivo del futuro bebé. Aunque es una vitamina muy importante durante el embarazo, una cantidad elevada podría ser perjudicial para el desarrollo del niño; por ello, es preferible evitar el hígado y los productos a base de hígado, ya que contienen altas proporciones de vitamina A, pero sí podemos tomar:

- Mantequilla, queso curado, yema de huevo, pescado azul, zanahorias, espinacas, calabaza.
- Se puede producir vitamina A también mediante la conversión de carotenoides como el betacaroteno, que lo encontramos en frutas y hortalizas como la zanahoria, las hortalizas de hoja verde y las naranjas.

Vitamina E

Es un antioxidante necesario para el desarrollo de la placenta. De hecho, su carencia provoca incapacidad de reproducción en numerosas especies animales. La encontramos en aceites vegetales vírgenes (tomados sin calentar*), semillas de girasol, frutos secos (almendras y avellanas).

Vitamina C

También es un antioxidante que nos ayuda a tener los dientes y encías sanos, a absorber el hierro y, además, es esencial para la cicatrización de las heridas. Lo encontramos en el brócoli, los pimientos rojos y verdes, las coles de Bruselas, el kiwi, la papaya, el limón, la naranja y la mandarina... en las frutas en general.

Vitamina B_{12}

Esencial para el correcto funcionamiento de nuestro metabolismo. Ayuda a la formación de glóbulos rojos y al mantenimiento del sistema nervioso central.

- Alimentos de origen animal (carnes, pescados, huevos...)

Vitamina B_6

Como todas las vitaminas del grupo B, ayuda a la formación de glóbulos rojos y al mantenimiento del sistema nervioso central. También produce anticuerpos y contribuye a la descomposición de las proteínas. Los pescados, las semillas de girasol, los frutos secos (nueces), el ajo y las carnes son buenos para la vitamina B_6.

Ácido fólico o vitamina B_9

Ayuda a la vitamina B_{12} a producir glóbulos rojos. Además, es necesaria para la producción del ADN; por eso las embarazadas deben asegurarse de tomar suficiente ácido fólico. Protege ante la anomalía del tubo neural, como la espina bífida.

Son recomendables los suplementos de ácido fólico antes y durante el embarazo, porque el folato presente en los alimentos no se absorbe tan bien como el ácido fólico de los suplementos, y llegar a la cantidad recomendada durante el embarazo solo con alimentos es muy difícil.

Alimentos que contienen ácido fólico: vegetales de hoja verde (perejil, espinacas, berros, etc.), aguacate, tomate, espárragos, remolacha, endibias, crucíferas (brócoli), frutos secos (cacahuetes, nueces), semillas (girasol), legumbres (guisantes, soja), yema de huevo, avena.

Magnesio

Es un mineral esencial para la formación ósea, interviene en muchos procesos del metabolismo y está relacionado con la contracción muscular y cardíaca. El déficit de magnesio podría estar relacionado con la preeclampsia (la hipertensión que se produce en el embarazo).

Los vegetales de hoja verde, los frutos secos y los cereales integrales te ayudarán a aumentar el magnesio.

Zinc

Es un mineral que interviene en numerosos procesos de inmunidad y en una maduración sexual correcta. Juega un papel esencial en la construcción de células y el ADN de tu bebé durante el embarazo. Contribuye a mantener sanos la piel, el pelo y las uñas.

Los mariscos y pescados, las carnes, las semillas de calabaza y el sésamo, los frutos secos o las legumbres son alimentos ricos en este mineral.

Hierro

Es un mineral imprescindible para el desarrollo y el crecimiento. El déficit de hierro durante el embarazo podría afectar al crecimiento del futuro bebé.

Existen dos formas de aportar hierro al organismo: a través del hierro que se encuentra en las proteínas de origen animal (hemo) o el que se encuentra en los alimentos de origen vegetal (no hemo):

- **Hierro hemo:** mariscos (berberechos, mejillones, almejas, etc.), vísceras, carne roja y blanca y pescado azul.
- **Hierro no hemo:** semillas, frutos secos, patata, avena, legumbres, tomate, verduras de hoja verde, perejil, etc.

Calcio

Ayuda a formar y mantener dientes y huesos sanos, favorece la coagulación de la sangre y también a nuestros músculos. Lo encontramos en sardinas, legumbres, semillas, frutos secos, verduras de hoja verde, brócoli, yogur, queso, leche.

Menú semanal en el embarazo (1)

	LUNES	MARTES	MIÉRCOLES	JUEVES
DESAYUNO	· Pan integral + aguacate, tomate + huevos revueltos · 1 fruta + 2 nueces enteras	· Porridge de avena con fruta y 1 puñado de frutos secos	· 200 g de yogur con fruta y tostada con crema de frutos secos	· Crepes de sarraceno + aguacate con sardinas o caballa
COMIDA	· Zanahoria rallada con endibias, queso y aceitunas · Hamburguesas de espinaca (p. 230)	· Albóndigas de ternera (p. 234) con quinoa	· Berenjena a la plancha · Tortilla de nabo (p. 220)	· Ensaladilla rusa con mayonesa (p. 232) · Pescado a la plancha o al horno
CENA	· Champiñones rellenos al horno (p. 244)	· Setas salteadas · Tosta de aguacate y queso fresco y sardinas	· Sopa de pollo, huesos, patata cocida y verduras	· Tortilla de calabacín y puerro

Menú semanal en el embarazo (2)

	VIERNES	SÁBADO	DOMINGO
DESAYUNO	· Pan integral + huevos revueltos con queso + tomate rallado y aceite de oliva virgen extra · 1 fruta	· 200 g de yogur con fruta y frutos secos + 1 trocito de bizcocho marmolado*	· Tortita de plátano macho (p. 190) con crema de frutos secos y fruta
COMIDA	· Tomate con cebolla y AOVE, orégano y vinagre de manzana · Fajitas (p. 212)	· Guisantes con cebolla, zanahoria y jamón (cocinado) · 2 huevos a la plancha	· Pasta de arroz con salsa de calabaza (p. 242) y mejillones
CENA	· Pizza a la sartén (p. 222)	· Corazones de alcachofas · Caballa con queso fresco	· Revuelto de setas, huevo y espárragos verdes

*AOVE = aceite de oliva virgen extra

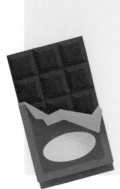

OPCIONES DE MEDIAS MAÑANAS O MERIENDAS:

· fruta y frutos secos
· fruta y queso
· fruta + 1 onza chocolate >85 % de cacao
· aceitunas con queso
· tomates cherry y frutos secos
· yogur entero y natural con fruta o frutos secos, o ambos
· yogur entero y natural con fruta y 1 onza de chocolate >85 %
· hummus con palitos de zanahoria o calabacín, o ambos
· pan integral con hummus
· tostada de pan con crema de frutos secos y plátano
· tostada de pan con aguacate, tomate y AOVE
· mejillones o berberechos y/o queso
· fruta congelada tipo helado con chocolate negro

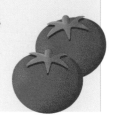

FAST FOOD SALUDABLE PARA LLEVAR AL HOSPITAL CUANDO DAS A LUZ

Ya sabes que la comida del hospital, por desgracia, está llena de productos ultra-procesados, como zumos, galletas, bollos envasados, yogures de sabores, merme-ladas, etc. Por suerte, sí suelen dar fruta, pero muchas veces no la suficiente y en ocasiones poco variada, así que te reco-miendo que lleves extra.

En el caso de los yogures, acuérdate de pedirlos siempre con el menú del hos-pital, de leche entera y naturales.

Una buena opción es que lleves algo de comida que te guste al hospital para que la recuperación del posparto sea lo más llevadera posible. Además, el hecho de no dormir y el cansancio del trabajo de parto hacen que tengas más ansiedad por comidas más energéticas y por dulce; si lo gestionas de manera saludable te en-contrarás con más energía (vas a necesi-tarla), menos ansiedad, no tendrás ganas de comer a todas horas, sufrirás menos cambios de humor y esto contribuirá a que te recuperes mucho más rápido. De lo contrario, si optas por comer ultraproce-sados (galletas, bollos, yogures de sabo-res, chocolate con leche, mermeladas, etc.), tendrás menos energía, notarás que tienes hambre a todas horas, más nervio-sismo, cambios de humor, todos los sínto-mas que dan los picos de glucosa cuando ingerimos este tipo de productos.

Aquí te propongo el cargamento per-fecto:

- fruta entera (plátano, mandarina, naranja, manzana, kiwi)
- frutos secos y crema de frutos secos
- tostadas de harina integral tipo wasa o pan integral rebanado
- conservas (mejillones, berberechos, caballa, etc.)
- jamón ibérico envasado al vacío
- botes de aceitunas
- queso curado (mejor si llevas una pequeña neverita portátil con placa de hielo)
- chocolate >85 %

- Fruta + frutos secos + chocolate >85 %

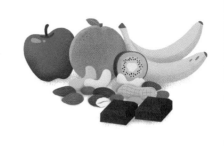

Alimentación en la lactancia

La alimentación que debe seguir la mujer lactante no es muy diferente a la que de cualquier otra etapa de su vida, y esto es importante tanto para las madres que dan el pecho como para las que dan biberón.

En esta etapa es muy importante tener la energía suficiente para superar el posparto con éxito (no dormir o dormir poco, adaptación a una nueva situación, brazos fuertes para soportar al bebé, etc.), y llevar una buena alimentación te va a ayudar mucho.

Empieza la etapa en la que comer sano se vuelve una necesidad porque ahora hay una pequeña personita que te observa todo el tiempo, ahora eres ejemplo.

Si quieres dulce, puedes hacerte en cualquier momento:

- Tostadas de pan integral + crema de frutos secos + rodajas de plátano y trozos de chocolate >85 %

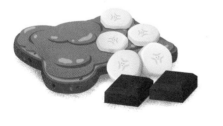

En cuanto a la alimentación, lo que debemos saber:

- **Pescado:** Sigue evitando aquellos ricos en mercurio, como pez espada, emperador, atún rojo, tiburón (cazón, marrajo, mielgas, pintarroja y tintorera) y lucio.
- **Café:** No más de 200-300 mg/día, incluyendo café, té, bebidas energéticas, bebidas de cola, chocolate, mate o algunos medicamentos, etc. (Se debe eliminar si al bebé le produce irritabilidad o insomnio).
- **Cabeza de langostinos, gambas, crustáceos o similares:** Por su alto contenido en cadmio (metal pesado).
- **Alcohol:** Lo ideal es evitarlo y, en caso de consumirlo, que sea en pequeñas cantidades y alejado de las tomas de pecho.

No hay alimentos que tengas que eliminar porque cambien el sabor de la leche; de hecho, el sabor de la leche nunca es el mismo y lo bueno es que el bebé ya está acostumbrado a estos cambios de sabores porque lo experimentó en el útero de mamá cuando se alimentaba a través del líquido amniótico. Estos cambios, además, lo ayudarán a adaptarse a los nuevos sabores más adelante, en la alimentación complementaria.

Si el bebé tiene cólicos, habría que probar a eliminar sustancias estimulantes (cafeína, teína, chocolate) —pueden hacer que esté más nervioso y se agraven los cólicos— y la leche de vaca, porque la proteína que contiene es muy alergénica y los llantos podrían ser el signo de alarma.

Puedes probar a retirar de tu dieta todos los productos que contengan esta proteína de vaca y, si tras la retirada, unas 4 semanas después, no notas ninguna mejoría en los síntomas del bebé, podrías volver a introducirlos; sin embargo, si notas que el llanto y el malestar mejoran con la exclusión de estos alimentos, deberías consultar con el pediatra para descartar una posible alergia a la proteína de vaca. De ser así, habría que hacer una dieta de exclusión estricta:

ALIMENTOS QUE NO PODRÍAS COMER
- Leche de vaca, cabra, oveja y búfala o sus derivados (yogur, queso, mantequilla, kéfir, nata, cuajada, etc.) y los productos que contengan esta proteína (galletas, panes, helados, chocolate con leche, etc.).
- Algunos niños con alergia a proteínas de leche de vaca pueden presentar también reacciones con

ternera e incluso con otras carnes, pero esto solo ocurre en un pequeño número de casos.

OMEGA 3 Y DEPRESIÓN POSPARTO

Los omega 3 son unos ácidos grasos esenciales que nuestro organismo no es capaz de sintetizar por sí mismo; por eso, la única manera de incorporarlos es mediante alimentos, sobre todo el pescado azul, también las semillas de lino o chía, y los suplementos alimenticios.

Durante el embarazo es posible que la madre llegue a tener déficit de estos ácidos grasos porque traspasa sus reservas para el desarrollo del cerebro del feto. Este estado de déficit se asocia a la aparición de depresión, tanto en el embarazo como en el posparto. La ventaja es que la suplementación de omega 3 se tolera bien durante el embarazo y la lactancia, no presenta reacciones adversas ni efectos secundarios.

Sardinas, salmón, anchoas y boquerones, caballa, arenque, atún, etc., son ricos en omega 3. Recuerda no abusar de pescados azules grandes como el bonito, el atún o el salmón: lo ideal es tomarlos 1-2 veces a la semana.

Además de sus efectos antidepresivos, el omega 3 se traspasa de la madre al feto durante la gestación y a través de la leche materna, lo que favorece el desarrollo del sistema nervioso central (SNC) del recién nacido.

🧠 RECUERDA

Si vas a suplementarte con omega 3, es importante que venga certificado con el sello «IFOS», que asegura que es un producto de calidad, sin contaminación. Suele indicarse en el propio envase o puedes buscar una lista en internet con todos los productos que cumplen estos requisitos.

Si tienes alguna duda sobre la seguridad de la toma de ciertas plantas o medicamentos durante la lactancia materna, puedes consultar la siguiente página: e-lactancia.org.

Ejemplo de la toma de los condimentos, especias y aditivos alimentarios de riesgo muy bajo, bajo, alto y muy alto durante la lactancia.

| RIESGO MUY BAJO | RIESGO BAJO | RIESGO ALTO |

Condimentos, especias y aditivos alimentarios

Achicoria	Albahaca	Alcaravea
Amaranto (colorante)	Anís	Aspartamo
Berberina	Canela	Capsaicina
Cardamomo	Carmelosa	Cilantro
Citrato de potasio	Cloruro de amonio	Comino
Cúrcuma	Dióxido de cloro	Esteviósido
Estragón	Fenogreco	Glutamato monosódico
Hierba luisa	Hierbabuena, yerbabuena	Hinojo
Jengibre	Lactato sódico	Lanolina
Laurel	Licopeno	Lúpulo
Magnesio, cloruro de	Magnesio, fosfato de	Magnesio, hidróxido de
Melisa	Menta piperita	Nuez moscada
Orégano	Potasio gluconato	Potasio cloruro
Romero	Sacarina	Salvia
Saúco	Sorbitol	Sésamo
Tamarindo malabar	Tomillo	Ácido eritórbico
Ácido cítrico anhidro		

NoATC V06: Condimentos, especias y aditivos alimentarios. En e-lactancia.org. Recuperado 11 Mayo, 2022 a partir de https://e-lactancia.org/breastfeeding/noatc-v06-condiments-spices-and-food-additives/group/
Web para consultar ilustración: https://www.e-lactancia.org/breastfeeding/noatc-v06-condiments-spices-and-food-additives/group/

Menú lactancia		
DESAYUNO	**COMIDA**	**CENA**
· Pan masa madre + huevos revueltos con caballa y aguacate. · Fruta y un puñado de frutos secos.	· Guisantes rehogados con jamón ibérico, cebolla, queso feta y quinoa.	· Champiñones rellenos (receta p. 244). · Un puñado de frutos secos.

Alimentación infantil

LACTANCIA

La leche materna es un alimento completo desde el punto de vista nutritivo, inmunológico y microbiológico, ya que es fuente de prebióticos y bacterias probióticas en el intestino infantil. Además de favorecer la maduración del sistema inmune del lactante, contribuye al desarrollo de la microbiota intestinal e influye en las vías metabólicas apoyando el crecimiento del bebé.

Las bacterias de la leche humana se encuentran entre las primeras que colonizan el intestino del neonato e impiden el asentamiento y la proliferación de bacterias patógenas; por tanto, disminuyen el riesgo de padecer enfermedades infecciosas.

Por todos estos beneficios es importante promover que la lactancia materna se instaure desde el nacimiento y se mantenga al menos los primeros 2 años de vida, a ser posible.

Otro dato importante es que la leche materna cambia de sabor según lo que ingiere la madre, por lo que los bebés amamantados se adaptarán con mayor facilidad a los distintos sabores de los alimentos ofrecidos más adelante y, por tanto, tendrán ventaja en cuanto a la aceptación de nuevos sabores.

La OMS recomienda la lactancia materna exclusiva durante seis meses, la introducción de alimentos apropiados y seguros para la edad del bebé y el mantenimiento de la lactancia materna hasta los 2 años o más. Si esto no fuera viable, cualquier cantidad, por pequeña que sea, siempre reportará más beneficio que no dar nada. Pero, a veces, no es posible dar el pecho por razones médicas; en esos casos, la leche maternizada sí será una buena opción, y una buena alimentación posterior también ayudará al bebé a crecer sano.

Lo bueno es que la diversidad de la microbiota intestinal fluctúa a lo largo de toda la vida y dependerá de la alimentación, el estrés, los cambios hormonales, determinadas enfermedades, el uso de antibióticos, los tóxicos ambientales...

ALIMENTACIÓN COMPLEMENTARIA (6-12 MESES)

Ahora vamos con la alimentación complementaria. Llega un momento en el que la leche materna no es suficiente para atender las necesidades nutricionales del bebé y, por ello, necesitamos añadir alimentos para complementar su dieta.

La Asociación Española de Pediatría (AEP) y la OMS recomiendan empezar la introducción de alimentos a partir de los 6 meses y no antes, porque es conveniente que el organismo tenga la maduración suficiente a nivel renal, neurológico, gastrointestinal e inmune para poder digerir alimentos distintos a la leche.

Como bien indica el nombre, es «alimentación complementaria», por lo que no sustituye a la lactancia materna o, en su caso, a la leche de fórmula, hasta los 12 meses.

Riesgos de la introducción de sólidos antes de los 6 meses:

- infecciones del tracto respiratorio superior
- aumento de gastroenteritis agudas

- sustitución de tomas de leche por otros alimentos menos nutritivos
- atragantamiento
- mayor riesgo de obesidad
- mayor riesgo de eccema atópico
- mayor riesgo de diabetes mellitus tipo I

Antes de empezar la alimentación complementaria es importante que el pediatra evalúe al bebé. Si quieres saber si tu bebé está preparado para empezar la alimentación complementaria, las señales que enumeramos a continuación pueden orientarte:

- Equilibrio: ¿Tu bebé es capaz de mantenerse sentado sin ayuda?
- Coordinación ojo-mano-boca: ¿Crees que ha desarrollado suficiente coordinación como para coger alimentos y llevárselos a la boca?
- Masticación: ¿Es capaz de masticar, aunque tenga pocos dientes o ninguno?
- Desaparición del reflejo de extrusión o, lo que es lo mismo, expulsión de alimentos no líquidos con la lengua. Antes de los 6 meses, los bebés tienden a expulsar con

la lengua cualquier cosa que sea sólida y que pueda provocarles un atragantamiento, por prevención, pero aproximadamente a los 6 meses pierden este reflejo.

- ¿Demuestra interés activo por la comida? Cuando te ve comer, ¿muestra interés por lo que te llevas a la boca, lo mira con deseo e incluso se pone nervioso al verlo?

La fuente principal de nutrientes del bebé hasta los 12 meses será la leche materna (o leche de fórmula). Pero la alimentación complementaria no debería atrasarse más allá del 7.º mes.

Métodos de introducción de alimentación complementaria: BLW

Aunque últimamente la alimentación complementaria ha estado llevándose a cabo a través de triturados o papillas, el baby-led weaning (BLW) o la alimentación autorregulada por el bebé no es un invento moderno, sino que es un método que ha resurgido en los últimos años, pero que ya llevaban a cabo muchas de nuestras abuelas cuando no existían los cereales en cajas de cartón ni las batidoras. Entonces, empezaban a alimentar a los bebés con los alimentos que había en casa, modificando la textura y adaptándola a su edad; por ejemplo, aplastando los alimentos con el tenedor o cocinándolos para hacerlos más blanditos.

¿Qué significa BLW?

El BLW o también llamado «alimentación guiada o autorregulada por el bebé» o «alimentación complementaria a demanda» es un método por el que al bebé se le permite «dirigir» el proceso de la incorporación de sólidos en su alimentación sin pasar por la fase de los triturados (papillas o purés). Los padres le ofrecerán comida sana y segura, adecuada a su edad, y el bebé utilizará las manos para cogerla y decidir qué comer y en qué cantidad.

Por lo general, el BLW podrá introducirse de manera adecuada en prácticamente todos los niños, pero los prematuros o con alteraciones en el desarrollo psicomotor tienen ritmos diferentes y, en estos casos, lo ideal es que el pediatra te indique cuándo y cómo comenzar.

No pasa nada si con este método tu hijo no come suficiente sólido porque en realidad es más un método para educar que para alimentar, ya que hasta los 12 meses la lactancia materna (o leche artificial) va a ser su fuente de alimento principal.

BLW MIXTO

Algunos padres optan por combinar ambas formas: dejar que el bebé experimente por sí mismo con la comida mientras le ofrecen algún triturado o puré en alguna comida. Esto pasa, por ejemplo, en algunas familias que tienen que dejar a sus bebés con los abuelos o con un cuidador o en la escuela infantil, donde le ofrecen triturados porque no les dan opción de sólidos a menores de 1 año. Lo ideal es que cada familia, dentro de su contexto y preferencias, pueda decidir cómo comenzar.

Lo único que hay que tener en cuenta en el método mixto es que la alimentación sigue siendo a demanda. Hay que respetar la sensación de hambre y saciedad del bebé. Si es posible, se le ofrecerán sólidos todos los días para que no se olvide de masticar. Podemos hacer los purés un poco más espesos, grumosos y con algunos trocitos con el paso del tiempo para que vaya acostumbrándose a las texturas.

Recuerda que la introducción de texturas grumosas más tarde de los 9 meses se relaciona con mayores problemas de aceptación y consumo de frutas y verduras, además de mayores problemas de alimentación a largo plazo.

VENTAJAS DEL BLW

- Fomenta el desarrollo de los sentidos: Permite descubrir sabores, texturas, colores y olores en la comida, por lo que favorece el establecimiento de una relación más adecuada con ella. Con los triturados es difícil identificar el sabor individual de cada ingrediente, pero el objetivo del BLW es acostumbrar al bebé a nuevas texturas y sabores.

- Educa en la autosuficiencia: Respeta las señales de hambre y saciedad del bebé. Dejará de comer cuando no quiera más. Con los triturados o papillas será más fácil que le forcemos a meter cucharadas de más.

- Favorece el mantenimiento de la lactancia materna, porque cuando damos triturados es más fácil dar más cantidad y, por tanto, tendrá menos apetito en la próxima toma de lactancia materna. (En el método BLW se sugiere ofrecer primero el pecho y después la alimentación complementaria).

- Favorece la preferencia por la comida sana y variada en un medio y largo plazo, aunque esto depende de la alimentación familiar.

- Ayuda a los bebés a desarrollar la coordinación ojo-mano y la masticación.

- Mejora la dieta de la familia al completo, ya que se adapta su dieta a comidas más sanas y nutritivas.

Una cuestión importante en el BLW es saber distinguir la diferencia entre arcada y atragantamiento. Es fundamental hacer un curso sobre primeros auxilios para poder actuar de manera correcta.

- **Arcada** (es normal, no es una situación de alarma, el bebé está aprendiendo a gestionar la comida dentro de la boca): es un mecanismo que le ayuda a comprender cuánta comida puede ingerir.
  › Es importante no meterle comida en la boca, porque no controlará las cantidades ni aprenderá a medirlas.
  › Las arcadas son movimientos espasmódicos que ayudan a alejar la comida de las vías respiratorias y, a veces, pueden llegar a ocasionar el vómito.
  › Surgirá la arcada cuando se haya metido un trozo demasiado grande en la boca o cuando tenga demasiada cantidad o se lo haya introducido demasiado adentro.
  › Ante esta situación es importante no demostrar que estáis nerviosos, no gesticular ni alzar la voz; de esta forma el bebé sabrá resolver la situación con agilidad si no se le estresa.

- **Atragantamiento (sí es una situación de alarma):** ocurre cuando un cuerpo extraño (comida, juguete, etc.) se aloja en la garganta o las vías aéreas e impide el paso del aire.
  › **Bloqueo parcial:** Podrá toser para despejar las vías respiratorias y la mayoría de las veces lo conseguirá solo.
  › **Bloqueo total:** No podrá toser, se congestionará y aquí sí necesitará ayuda para retirar aquello que le impide respirar con normalidad.

Orden de introducción de los alimentos

No hay pruebas científicas suficientes para recomendar que se empiece por un alimento o grupo de alimentos u otros, por lo que puedes comenzar a introducirlos según te convenga o conforme a la comida que vayas a preparar para el resto de la familia. Lo que tienes que tener en cuenta:

- Ofrecer el alimento nuevo en la comida o durante el día, no en la cena ni a última hora del día, para que si este le causase alguna reacción alérgica que no nos pille durmiendo.

- Se recomienda empezar con la introducción de alimentos de uno en uno para observar la tolerancia y adaptación a ellos.
- Es recomendable empezar introduciendo los alimentos de baja alergenicidad y, una vez que haya tolerado varios de ellos, comenzar con las pruebas de los alimentos potencialmente alergénicos.

ALIMENTOS POTENCIALMENTE ALERGÉNICOS

No hay evidencia científica que demuestre que retrasar la introducción de alimentos potencialmente alergénicos más allá de los 6 meses prevenga del desarrollo de alergia a estos. Sin embargo, hay estudios que sugieren que la introducción precoz de algunos alimentos en pequeñas cantidades pueda disminuir la aparición posterior de alergia, pero nunca antes de los 6 meses.

Sería recomendable esperar de 2 a 3 días cada vez que ofrezcamos un alimento nuevo que sea potencialmente alergénico para poder identificar en caso de alergia o reacción cuál es el alimento responsable. Esto se hace así porque las reacciones no suelen aparecer el primer día que el niño prueba el alimento, si no que se necesita una exposición previa. A veces el niño ha sido ya expuesto al alimento a través de la leche materna y no nos habíamos dado cuenta.

Lo importante es detectar alergias IgE mediadas, que son las más graves y las que se manifestarán una o dos horas después de tomar al alimento, con sintomatología respiratoria y cutánea, pudiendo provocar anafilaxia.

Sin embargo, también existen las alergias IgE no mediadas, que tardan más de 2 horas en aparecer, incluso pueden manifestarse unos días después y la sintomatología suele ser digestiva y cutánea.

> **ALIMENTOS POTENCIALMENTE ALERGÉNICOS**
> - huevo
> - leche de vaca, cabra y oveja
> - pescado
> - marisco
> - gluten
> - frutos secos (especialmente nueces)
> - cacahuetes
> - soja
> - semillas (especialmente sésamo)
> - frutas cítricas (fresa, kiwi...)

Recuerda que la exposición precoz a diferentes sabores puede disminuir el riesgo de rechazo a probar nuevos alimentos.

El gusto por los diferentes sabores (salado, ácido, amargo y dulce) se forja desde edad temprana. Si acostumbramos al paladar a sabores ácidos como el de algunas frutas (fresas, frambuesas, etc.) y amargos, como el de algunas verduras, la aceptación será mayor y aumentará su consumo a lo largo de la vida.

Los bebés a partir de los 6 meses pueden comer ¡casi de todo!

En la siguiente tabla os pongo algunas excepciones:

ALIMENTOS PARA EVITAR ANTES DE LOS 12 MESES
- ultraprocesados: galletas, bollería, etc.
- sal
- azúcar o edulcorantes*
- miel**
- lácteos sin pasteurizar
- frutos secos, ni enteros ni en trocitos***
- zumos (ni naturales y caseros ni envasados) ver p. 67
- bebidas de arroz y tortitas de arroz y maíz
- pescados de gran tamaño: emperador, atún rojo, pez espada, mero, lucio

- cabeza de mariscos
- lácteos desnatados o azucarados; por ejemplo, yogures de sabores
- verduras: espinacas, acelgas, col, remolacha y borraja****
- algas (por su elevado contenido en yodo)
- carne de caza o carne poco hecha
- harinas de legumbre utilizadas en crudo*****
- chocolate o cacao puro
- infusiones
- especias picantes o exóticas
- refrescos

*Los edulcorantes pueden causar molestias gastrointestinales, como diarreas o gases, y dificultan la aceptación de frutas o vegetales, ya que modifican la percepción del paladar.

**Es mejor evitar la miel por riesgo de botulismo.

***Se pueden ofrecer los frutos secos molidos o en crema.

****Se recomienda evitar las espinacas, las acelgas, la col, la remolacha y la borraja hasta los 12 meses por su contenido en nitritos; a partir del año podrán consumirse como máximo 45 g al día.

*****Las harinas de legumbre no deberían tomarse nunca en crudo.

SAL

No se debe añadir sal a las comidas de los bebés menores de 12 meses porque sus riñones son aún inmaduros para procesar las sobrecargas de sal, aunque la comida nos resulte insípida. Además, es una buena oportunidad para que ellos vayan acostumbrándose al sabor real de los alimentos.

Pero la comida de los bebés no tiene por qué ser insípida:

ESPECIAS

Pueden empezar a probarlas desde los 6 meses, pero es preferible añadirlas cuando el bebé haya probado y aceptado antes varios alimentos.

Evitaremos las que sean más fuertes o picantes, como la pimienta, la cúrcuma o el curry, u otras especies exóticas. Podemos empezar con orégano, canela de Ceilán, cebolla en polvo, ajo en polvo, perejil, albahaca, pimentón dulce, comino, etc.

Es importante que elijas siempre especias naturales, no aliños preparados.

🧠 Y RECUERDA TENER EN CUENTA...

··

· Que las texturas sean MUY blandas para que los trozos puedan deshacerse en la boca y se aplasten en la boca con la lengua contra el paladar.
· Que sean trozos más grandes que el propio puño del bebé para que sean fáciles de manipular, porque hasta pasados uno o dos meses todavía no hacen la pinza con la mano; entonces agarrará los alimentos con el puño entero y la comida se saldrá por encima y por debajo del propio puño.

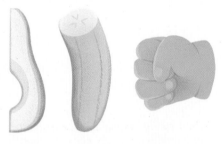

· Alimentos que se adapten a su edad.

🧠 RECUERDA

No dar nada que no podamos aplastar entre la lengua y el paladar. Es importante que lo probemos todo para comprobar que la textura es correcta antes de dárselo al bebé.

Antes de empezar debes saber que la introducción se hará gradual. Paciencia.

Se trata de que vayamos exponiendo el paladar repetidas veces a diferentes sabores. Hay bebés que no rechazan ningún alimento desde el primer día, pero hay otros que necesitan probar los alimentos muchas veces antes de aceptarlos.

Con esto quiero decir que no hay que tener prisa; es probable que los primeros días solo pruebe un trozo del alimento que le ofrezcas y no más, pero puedes volver a ofrecérselo en la siguiente comida del día. No te crees expectativas de la cantidad que quieras que coma; verás que poco a poco irá comiendo cada vez más, no le fuerces. Recuerda que la mayor parte de los nutrientes vendrán de la lactancia materna, así que no te agobies.

El fracaso de la alimentación complementaria suele proceder de las prisas que tienen los padres porque quieren que el bebé coma desde el primer día una cantidad que no es real o unos alimentos a los que le cuesta adaptarse.

Por otro lado, es importante que a partir de los 6-8 meses aproximadamente vaya introduciéndose cada vez más la alimentación complementaria, aunque el mayor aporte nutritivo será todavía el de la leche materna o artificial. Ya entre los 9 y los 11 meses el aporte calórico vendrá en un 50 % de la alimentación complementaria y otro 50 % de la leche, más o menos.

¿Cuánto sólido le ofreceré al día?		
LA INTRODUCCIÓN DE SÓLIDOS SE HARÁ DE LA SIGUIENTE MANERA:		
A LOS 6 MESES	**7-8 MESES**	**9-12 MESES**
Ofreceremos sólidos entre 1-2 veces al día y aumentaremos de forma progresiva.	Ofreceremos sólidos 2-3 veces al día.	Ofreceremos sólidos 3-4 veces al día, manteniendo la lactancia o leche de fórmula a demanda.

CANTIDAD

Es importante respetar las señales de hambre y saciedad del bebé. El bebé sabe cuánta cantidad de comida necesita. La cantidad que coma la decidirá él según su apetito, no los adultos. No se debe nunca forzar a comer. El apetito de los niños es muy variable y es muy normal que coman pocas cantidades y de manera irregular. Si no quiere comer en una comida, ya lo hará en la siguiente, pero tampoco hay que transmitírselo como una mala conducta.

La expectativa de una cantidad concreta de ingesta puede causar frustración a los padres y hacer que el momento de la comida sea una lucha. Obligar a un niño a comer o coaccionarlo aumenta el riesgo de problemas con la comida a corto o largo plazo.

Señales: Si gira la cabeza, cierra la boca o se retira, significa que está lleno y no necesita comer más. No le fuerces.

No interpretes como permanente un rechazo inicial a un alimento nuevo. Sigue ofreciéndolo los días o semanas siguientes, pero sin presionar; deja que lo explore y lo conozca. La exposición regular y gradual a los alimentos favorece la aceptación y la tolerancia a ellos.

Evita introducir la comida con las manos en la boca del bebé. Podrías meter la comida más adentro de lo que pueda gestionar.

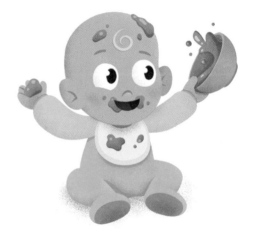

Al principio juegan mucho con la comida. Jugar con la comida no está «bien visto»; sin embargo, estimula el desarrollo cognitivo del bebé. La exploración es la base de aprendizaje del niño. Dejar que toque la comida, que meta la mano en el plato, que se manche hasta las orejas, que se toque el pelo con las manos llenas de comida... favorece la estimulación de los sentidos, los ayuda a asociar texturas con nombres y sabores. Contribuye a que el bebé tenga una relación positiva con los alimentos desde el inicio y a estimular el desarrollo cognitivo, aunque a nosotros nos saque de quicio.

Cuando haya explorado el alimento, es posible que quiera probarlo y masticarlo. Es importante respetar su ritmo de desarrollo y permitir cierta autonomía; por ejemplo, tolerar cierto desorden apropiado para su edad y no molestar al niño limpiándolo después de cada bocado.

Para conseguir llevar a cabo todo esto es importante establecer rutinas:

- Que coma siempre en un lugar tranquilo y sin distracciones, utiliza una silla apropiada como una trona (no es recomendable atarle mientras come, por si se atragantase y tuviéramos que sacarlo con rapidez). Siempre que sea posible, sentar al niño frente a los otros miembros de la familia para que pueda interactuar con ellos.
- Establecer un horario aproximado de comidas, pero con flexibilidad. Unas 4 o 5 tomas al día.
- No te olvides de ser paciente con el ritmo de adquisición de nuevos logros, no todo se consigue a la primera y no por ello es un fracaso.
- Ante una situación negativa en la que al niño no le gusta la comida o no quiere comer, mantén una actitud neutra, evita enfadarte. Una actitud muy exigente o controladora impedirá que el niño aprenda a autorregularse.
- No te olvides de reforzar los logros, pero **no lo hagas con alimentos como premio o castigo** ni como consuelo, puedes hacerlo dándole un abrazo o un beso, sonriendo y aplaudiéndole.

HIERRO

Los depósitos de hierro del bebé disminuyen desde el nacimiento hasta aproximadamente el sexto mes, a partir de aquí los requerimientos de hierro se ven incrementados y por eso será importante aportarlo a través de la alimentación.

- Absorción del hierro según la fuente de alimentación
  › Leche materna: el hierro se absorbe en un 50 %
  › Hierro hemo (origen animal): el hierro se absorbe en un 25 %
  › Hierro no hemo (origen vegetal): el hierro se absorbe entre 1-5 %

- Tipos de hierro
  › **Hierro hemo o de origen animal** (este tipo de hierro tiene una absorción mucho mayor que el hierro de origen vegetal).
    · mariscos (berberechos, mejillones, almejas, etc.), vísceras, carne roja y blanca y pescado azul.
  › **Hierro no hemo o de origen vegetal**, representa una fuente de hierro menor y de más difícil absorción:
    · semillas, frutos secos, patata, avena, legumbres, tomate, verduras de hoja verde, perejil, etc.

Aunque la fuente de hierro principal procede de alimentos de origen animal, es importante que ambas fuentes de hierro estén presentes en la alimentación de los niños.

¿Cómo aumentar la absorción de hierro?
- Suprime los alimentos ricos en calcio en las comidas principales (queso, leche o yogur de postre) porque el calcio dificulta la absorción del hierro.
- De postre, elige fruta. (Si toma queso o un yogur en la comida algún día, no pasa nada, pero mejor no hacerlo de forma continua).
- No ofrecer leche de vaca o bebidas vegetales hasta los 12 meses. A partir de los 12 meses no se debe tomar una cantidad superior al medio litro al día (500 ml)

para que no interaccione con la absorción de hierro.

Acompaña los alimentos ricos en hierro de alimentos ricos en vitamina C, como las frutas (cítricos), el brócoli, el tomate, la coliflor, el pimiento, etc.

- Ejemplo: Lentejas estofadas + mandarina.
- Ejemplo: Lentejas estofadas + ensalada de tomate.
- Ejemplo: Carne o pescado con pimientos y patata cocida.

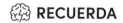 **RECUERDA**

El paladar se educa.

Es importante que los niños en estos primeros años se acostumbren al sabor natural de los alimentos; para ello, no deben tomar añadidos. Si les das alimentos con mucho azúcar o aditivos, los alimentos naturales no les sabrán a nada. El sabor de la fresa de un yogur de fresa no tiene nada que ver con las fresas naturales.

Sólidos para evitar en fases iniciales por riesgo de atragantamiento

Verduras crudas: No podrán aplastar con la lengua las texturas duras. Por ejemplo: La zanahoria cruda no se podrá ofrecer, pero sí zanahoria cocida cortada de forma longitudinal o rallada, o calabaza cocida o brócoli cocido.

Frutos secos o semillas enteros o en trocitos: Pueden ofrecerse triturados (en polvo) o en forma de crema (no muy espesa).

Frutas desecadas: dátiles, pasas, arándanos, orejones...

Tortitas de arroz o maíz.

Manzana o piña cruda (resbaladiza): Podrían ofrecerse asadas para modificar su textura.

Alimentos pequeños y de forma redondeada, como las uvas, las cerezas, las aceitunas, los tomates cherry y los frutos rojos como los arándanos.

Caramelos u otros alimentos duros (aunque no son recomendados).

Salchichas: No deberían ofrecerse cortadas de forma redondeada, sino longitudinal. Son un producto ultraprocesado, no es recomendable que lo tomen.

Piel de vegetales y frutas.

ESTOS ALIMENTOS PODRÍAN OFRECERSE CORTADOS DE FORMA LONGITUDINAL

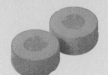   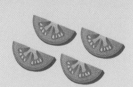

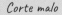
Corte malo

Corte bueno

¿Qué pueden comer y cómo?

FRUTAS Y VERDURAS

Cantidad de frutas y verduras

Debe adaptarse a la sensación de apetito que manifieste el niño.

Lo normal es introducir unas 2-3 piezas de fruta al día y, según la evolución de la alimentación complementaria, 2 raciones de verduras al día, una en la comida y otra en la cena.

Forma de introducirlas:

VERDURAS SIEMPRE COCIDAS O AL VAPOR, PARA QUE LA TEXTURA SEA BLANDITA:

- Se pueden empezar a introducir de una en una.
  › Verduras que pueden tomar: puerro, calabaza, judía verde, calabacín, zanahoria, cebolla, brócoli, coliflor, etc.
  › Ejemplos:
    · zanahoria cocida o rallada
    · calabaza cocida
    · palitos de calabacín cocido
    · cebolla cocida: inclúyela en alguna preparación o salsa casera
    · brócoli cocido

› No pueden tomar: acelgas, espinacas, col, borraja, remolacha.

FRUTAS:

- Pueden tomar todo tipo de frutas, se puede empezar por:
  › plátano aplastado
  › manzana asada o rallada
  › pera asada
  › tomate rallado
  › aguacate aplastado

  Y luego, sobre estas, ir introduciendo el resto de las frutas.
- No hay ninguna fruta que no puedan comer siempre que la textura y la forma sean las adecuadas para que puedan tomarla.

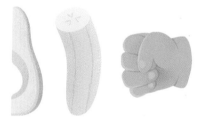

- No es recomendable introducir zumos, ni caseros y naturales ni envasados (ver p. 109).

Cantidad

Debe adaptarse a la sensación de apetito que manifieste el niño.

Cómo introducirlos

CEREALES CON GLUTEN

- Las recomendaciones con respecto al gluten varían continuamente, pero la recomendación actual es introducir el gluten alrededor del sexto mes y en pequeñas cantidades al inicio.
- Si quieres introducir el gluten practicando BLW, puedes dar a tu bebé un trozo de pan.
- Como no son alimentos alergénicos, cada día puedes meter uno diferente, excepto los que tienen gluten: trigo, espelta, centeno, etc.
- Lo ideal es cocinar todos los cereales hasta que queden bien blanditos, no al dente.
- Pan se podría ofrecer desde los 6 meses.
  › **Pan de barra:** Retira el exceso de miga para que no se le quede pegada al paladar. Aunque le ofrezcas la parte dura del pan no te preocupes, pues puede deshacerlo

perfectamente con la saliva. Tienes que ofrecerle un trozo grande.

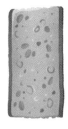

› **Pan de molde:** No se lo ofrezcas muy tostado porque puede dañarle el paladar. Tuéstalo ligeramente para que tampoco esté muy blandito y se le pegue al paladar. Quítale los bordes.
› Lo ideal es elegir un buen pan integral y, si es masa madre, aún mejor. Esta es la opción ideal para niños y adultos.

QUINOA

Lo ideal sería remojar (8 horas) y lavar para minimizar antinutrientes; después, cocinar hasta que esté lo bastante blandita, unos 20-25 minutos.

ARROZ

Lo ideal sería remojar (8 horas) y lavar para minimizar antinutrientes; después, cocinar hasta que esté blandito.

- Escoger de origen español porque tiene menos arsénico.
- Durante los primeros años es mejor utilizar **arroz blanco** porque tiene menos arsénico que el integral.
- No usar harinas de cereal en crudo, estas no están sometidas a los tratamientos de remojo, lavado y cocinado, por lo que mantendrán los componentes antinutritivos.
- Siempre que se use harina de cereales habrá que someterla a un proceso de calor.
  › Por ejemplo, no añadir una cucharada de harina de arroz directamente a un puré ya cocinado.
  › Por este mismo motivo no se aconseja ofrecer derivados de arroz a niños (tortitas de arroz o bebida de arroz) por su alto contenido en arsénico.

TRIGO SARRACENO EN GRANO

Lo ideal sería remojar (8 horas al menos) y cocinar para eliminar antinutrientes. En este caso no hay que lavar el trigo después de dejarlo en remojo porque el mucílago que queda es muy saludable.

AVENA

No ofrecer en crudo. Se recomienda cocinar la avena con agua o con leche antes de tomarla; así eliminamos la presencia de antinutrientes como las lectinas, que causan efectos negativos en la salud digestiva e inmunológica.

MAÍZ

Se recomienda cocinarlo bien para eliminar antinutrientes como las lectinas.

PASTA INTEGRAL

Se recomienda cocerla en abundante agua y que no quede al dente para eliminar por completo los antinutrientes.

PAPILLAS DE CEREALES, POTITOS O GALLETAS PARA BEBÉS

Son innecesarias por completo y, además, perjudiciales para la salud del bebé. Normalmente contienen azúcares añadidos y grasas trans, y las que no, contienen dextrinados o hidrolizado de cereales, que convierte los carbohidratos complejos en simples porque los predigiere. De esta forma obtengo un cereal que es azúcar, sabe más dulce y, además, la ley permite escribir en el envase el reclamo «sin azúcar».

- Hay opciones válidas, como papillas que son solo a base del cereal, sin azúcar y sin hidrolizar, pero esto podrías hacerlo tú mismo en casa también.

- Entonces, ¿qué podría darle a mi bebé? En vez de añadir cereales al biberón o galletas María a las papillas, puede tomar a lo largo del día cereales de esta forma:
  › porridge de avena con fruta
  › porridge de quinoa, mijo o arroz con fruta
  › patata o boniato cocido
  › pasta integral con alguna comida
  › arroz con la comida
  › pan integral en el desayuno, en la merienda...

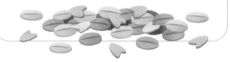

PROTEÍNAS
PROTEÍNA ANIMAL: CARNE, PESCADO, HUEVO

PESCADO

Debe ofrecerse bien cocinado, asegurándonos de que no haya partes que hayan podido quedar poco hechas. Se puede tomar pescado fresco siguiendo este consejo y cocinándolo correctamente. Pero también se podrá ofrecer pescado congelado, ya que tiene los mismos nutrientes que el fresco y, además, no corremos el riesgo de contraer anisakis. Evita los de gran tamaño por la posibilidad de contaminantes como el metilmercurio: emperador, pez espada, cazón, tintoreta, atún rojo, al menos hasta los 10 años de edad.

Se podrían tomar: merluza, gallo, sardina, boquerón, lubina, dorada, lenguado, caballa, besugo, salmonete, rape, bacalao, rodaballo, mejillón, gamba, salmón, bonito, atún, entre otros.

Cantidad
30-40 g/día de pescado o la mitad si se combina con más carne, pescado o huevo en otras comidas del día.

Cómo introducirlo
Al ser un alimento alergénico, puedes coger un pescado y ofrecerlo cada 3 días e ir viendo si tuviera alguna reacción: por ejemplo, 3 días seguidos merluza, 3 días seguidos caballa, 3 días lubina... Si a los 3 días no le ha dado ninguna reacción, se considera como introducido.

Forma de ofrecerlo (retira por completo todas las espinas):

- hamburguesas caseras
- albóndigas

- trozos grandes de pescado
- guisos
- salteados con pescado
- moluscos: mejillones, almejas, berberechos o calamar, etc.*
- crustáceos, como las gambas**
  › guiso, horno o plancha
  › se servirá sin cabeza y sin piel
  › de tamaño grande, como el puño del bebé
  › más adelante se le podrá ofrecer en trocitos pequeños
- Trocitos pequeños de pescado: no ofrecer de esta forma desde el principio, esperar a que vayan desarrollando habilidades para poder gestionarlo.

*Se deben adaptar a una textura que el bebé pueda gestionar; por ejemplo, en un paté o dentro de un puré o en hamburguesas.
**Debemos asegurarnos de que la textura es blanda como para que se deshaga con la lengua contra el paladar.

- Evitar ofrecer:
  › Pescado o marisco crudos quedan totalmente descartados por un motivo de seguridad alimentaria.

› Pescado ultraprocesado, como las gulas o el surimi.
› Pescados ahumados, como el salmón.

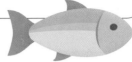

CARNES: POLLO, PAVO, TERNERA, CERDO, CONEJO, CORDERO.

Cantidad
20-30 g/día de carne o la mitad si se combina con más carne, pescado o huevo en otras comidas del día.

Hay que priorizar las carnes blancas por encima de la carne roja.

Cómo introducirlas
Al no ser un alimento alergénico puedes introducirlas como quieras, pero de una en una: por ejemplo: un día pollo, a los dos días pruebas con ternera, a los dos o tres días con pavo, cordero... El orden de introducción de los tipos de carne no es importante, puedes hacerlo como mejor te venga.

Forma de ofrecerla
Debe quedar muy tierna de forma que se deshaga con facilidad entre

las encías. La carne a la plancha no suele ser el formato más adecuado, pues la textura final no es muy fácil de manejar.

- Carne blandita cortada en tiras.
- Albóndigas.
- Hamburguesas caseras.
- A medida que vaya adquiriendo más habilidades se le puede ofrecer carne cortada en trozos pequeños o carne picada.

- Evita ofrecer
  › Embutidos, por su gran cantidad de sal y otros aditivos innecesarios.
  › Salchichas, son carne ultraprocesada no recomendable. En caso de ofrecerlas, cortarlas en trozos longitudinales, nunca en rodajas.
  › Carne cruda o poco cocinada.

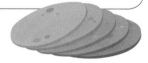

HUEVO

Forma de introducirlo
Puedes empezar introduciendo la yema 3 días seguidos y después ha-

ces una tortilla con ambas cosas juntas (yema y clara) otros 3 días seguidos. Si todo ha ido bien, se considera como introducido.

Forma de ofrecerlo
- tortilla cortada en trozos grandes
- huevos revueltos
- huevo rallado sobre otros alimentos
- huevo cocido cortado en trozos grandes
- tortitas o repostería casera

- Evita siempre el consumo de huevo crudo o poco cocido (cuanto más cruda esté la clara, más riesgo de alergias), por ejemplo en:
  › huevos pasados por agua
  › huevos fritos
  › mayonesas caseras
- Recuerda que los huevos no se pueden lavar porque su superficie es porosa y podrían penetrar bacterias al interior.

Las legumbres deben dejarse en remojo mínimo 12-24 horas (mejor si el agua está caliente), con una pizca de sal. Después se retira el agua del remojo y se ponen a hervir a unos 100 °C. Es recomendable hacer una cocción prolongada y que queden siempre blanditas; así la digestión será más ligera. Retira la espuma que pueda formarse al inicio de la cocción.

Como no son un alimento alergénico, se pueden introducir de una en una. El orden de introducción no es relevante.

Forma de ofrecerlas

- Guisantes, lentejas, garbanzos, etc. Al principio deben ofrecerse en formato grande, por ejemplo, en forma de hamburguesa o albóndigas.
- Como parte de preparación de purés, hummus o que forme parte de repostería casera.
- A medida que va pasando el tiempo y adquieren más habilidades, pueden ir comiéndolas en más variedad de formatos.

- *Ojo. No introducir nunca harina de legumbre (cruda), sobre todo de alubias, en purés de niños. Las alubias crudas (harina) son tóxicas.
- No utilizar harina de garbanzo si no se va a cocinar el alimento final. Ahora bien, aun cocinando un alimento hecho con harina de garbanzo, podría dar síntomas digestivos por no haber llevado a cabo el remojo previo de la legumbre. Lo mismo pasa con la bebida de soja: no está lo bastante cocinada y puede generar problemas digestivos por sus antinutrientes, así que es mejor no darles esta bebida vegetal a los bebés.

LÁCTEOS

6-12 MESES

- La leche materna (o artificial) sigue siendo el alimento principal, por lo que se mantendrá a demanda. En caso de leche artificial se recomienda ofrecer unos 280-500 ml/día de leche respetando siempre la sensación de hambre y saciedad.

- Yogur natural entero o queso entero: se puede empezar a ofrecer a partir de los 9 meses.
- Equivalencias a tener en cuenta en caso de ofrecer yogur o queso:
  › 150 ml de leche = 125 ml de yogur = 30 g de queso fresco

- No deben ofrecerse lácteos azucarados ni edulcorados. No elegir «yogures para bebés» por el alto contenido en azúcares. Elegir yogures naturales enteros (normales) y quesos blandos enteros sin sal. Estos productos siempre deben estar pasteurizados.
- Leche entera: no se ofrecerá antes de cumplir 1 año porque la elevada concentración de proteínas y minerales puede ser difícil de procesar para los riñones aún en desarrollo del bebé.

GRASAS BUENAS

- aceite de oliva virgen extra
- aguacate

- pescado azul pequeño: sardinas, boquerones, caballa
- yogur natural y entero
- huevo
- coco
- aceitunas (cortadas en forma longitudinal)
- semillas de sésamo, girasol y calabaza tostadas y molidas o en crema
- frutos secos (molidos o en crema)
  › Elegir los que estén tostados. Evita los crudos porque tienen mayor cantidad de antinutrientes y podrían sentarles peor a los niños tan pequeñitos.
  › Si tienes frutos secos en crudo (con piel), puedes dejarlos en remojo 12 horas; de esta manera empiezan un proceso de germinación y liberan antinutrientes al agua del remojo. Después puedes tostarlos un par de minutos en el horno y triturarlos o hacerlos crema.
  › No elijas frutos secos fritos ni salados.

Como verás, al principio vas despacito introduciendo nuevos alimentos, pero después del primer mes ya tendrás muchas opciones para poder hacer combinaciones. Tampoco tengas prisa; el primer mes y medio es de introducción y, a partir de ahí, comerá casi de todo lo adecuado a su edad. Ten paciencia y disfruta del camino.

Es muy importante tener en cuenta que es posible que alguna comida no la haga por falta de apetito; no le forzaremos y se lo ofreceremos en la comida siguiente. Puedes repetir comidas durante la semana, no te agobies; prueban tan poquita cantidad al principio que no es un problema. También es posible que cuando estén con el brote de los dientes no quieran tomar nada más que leche. En este momento sería buena opción hacerles helados de frutas (solo es batir fruta y congelar), ya que el frío los ayudará a calmar las encías.

Ejemplo de calendario de introducción

Antes de empezar, recuerda que solo los alimentos potencialmente alergénicos son los que vamos a tener que repetir 3 días seguidos hasta considerarlos como alimentos introducidos, pero el resto con un día será suficiente.

DÍA 1	DÍA 2	DÍA 3	DÍA 4
zanahoria cocida	patata cocida	manzana asada	calabaza cocida
DÍA 5	DÍA 6	DÍA 7	DÍA 8
tomate rallado + zanahoria cocida	merluza*** + calabaza cocida	merluza + tomate rallado	merluza + zanahoria cocida
DÍA 9	DÍA 10	DÍA 11	DÍA 12
calabacín cocido + manzana asada	plátano aplastado	pollo + patata cocida	plátano
DÍA 13	DÍA 14	DÍA 15	DÍA 16
Aguacate + tomate rallado	gluten*** (pan) + aceite de oliva virgen extra	gluten (pan) + aguacate	gluten (pan) + aceite de oliva virgen extra

DÍA 17	DÍA 18	DÍA 19	DÍA 20
guisantes + zanahoria cocida	calabacín + merluza	ternera + puré de calabaza	brócoli + pollo

DÍA 21	DÍA 22	DÍA 23	DÍA 24
boniato	yema*** + patata cocida	yema + tomate rallado con aguacate	yema + palitos de calabacín y calabaza

DÍA 25	DÍA 26	DÍA 27	DÍA 28
tortilla con clara y yema + palitos de boniato al horno	tortilla con clara y yema + brócoli	tortilla con clara y yema + pasta (gluten)	...

*En verde, el alimento ya introducido.

**Puedes aliñar las verduras con aceite de oliva virgen extra desde el principio para darle gusto y, además, como a los bebés les gustan los alimentos calóricos, lo aceptarán mejor.

***La merluza se introduce 3 días seguidos por ser un alimento potencialmente alergénico, igual que el gluten o el huevo. Una vez que pasan los 3 días, si todo ha ido bien se considera como alimento ya introducido y aceptado.

¿Cuándo debo introducir la cena?

- No existe una fecha determinada para la introducción de la cena, pero de forma habitual suele introducirse hacia los 9 meses porque es cuando empiezan a hacer 3 o 4 comidas diarias, aunque será el bebé quien nos lo vaya indicando.
- Lo importante es que el bebé esté receptivo y muestre interés por lo que están haciendo los demás. Si el bebé está cansado, pasará un mal rato y esto hará que lo relacione con un momento desagradable. La incorporación de la cena

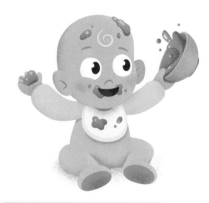

tampoco debe desplazar a la leche materna (o de fórmula).
- Recuerda que el bebé será quien decida cuánto quiere comer. Siempre debemos respetar su ritmo, no habrá dos días iguales.

Menú de iniciación: 6-7 meses. 1-2 comidas sólidas

DESAYUNO	MEDIA MAÑANA	COMIDA
leche materna o artificial	leche materna o artificial	guisantes con patata cocida y aceite de oliva virgen extra
MERIENDA	**CENA**	
fruta	leche materna o artificial	

Menú 7-8 meses. 2-3 comidas sólidas

DESAYUNO	MEDIA MAÑANA	COMIDA
leche materna o artificial + pan con tomate rallado y aceite de oliva virgen extra	leche materna o artificial	palitos de calabaza y hamburguesa de pollo
MERIENDA	**CENA**	
fruta + leche materna o artificial	leche materna o artificial	

Menú 9-12 meses. 3-4 comidas sólidas

DESAYUNO	MEDIA MAÑANA	COMIDA
leche materna o artificial a demanda	porridge de avena con fruta	palitos de boniato asado con bolitas de arroz y bacalao
MERIENDA	**CENA**	
fruta	Tostada de aguacate machacado con zanahoria rallada y aceite de oliva virgen extra + leche materna o artificial a demanda	

¿Cómo montar el plato?

½ PLATO   ½ PLATO

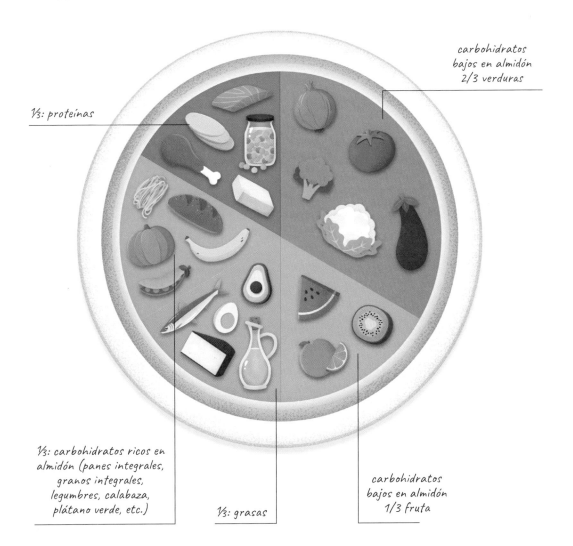

carbohidratos
bajos en almidón
2/3 verduras

⅓: proteínas

⅓: carbohidratos ricos en
almidón (panes integrales,
granos integrales,
legumbres, calabaza,
plátano verde, etc.)

⅓: grasas

carbohidratos
bajos en almidón
1/3 fruta

Carbohidratos bajos en almidón

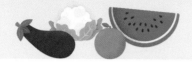

Frutas y verduras: acelgas, espinacas, lechuga, canónigos, tomate, berenjena, judías verdes, puerro, cebolla, ajo, coliflor, brócoli, piña, frutos rojos, melocotón, uvas, etc.

Carbohidratos ricos en almidón

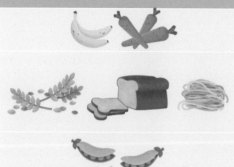

Vegetales: plátano verde, patata, calabaza, maíz, batata, boniato, nabo, zanahoria, etc.

Cereales integrales y granos: quinoa, arroz integral, avena integral, centeno integral, espelta integral, trigo integral, cebada integral, trigo sarraceno, mijo, etc. y sus derivados como panes, pastas integrales...

Legumbres: lentejas, guisantes, garbanzos, frijoles, etc.

Proteínas

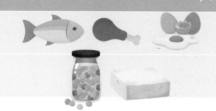

De origen animal: carne, pescado, pollo, pavo, huevo, marisco, etc.

De origen vegetal: tofu, garbanzos, lentejas, etc.

La mitad del plato: debe llevar carbohidratos bajos en almidón (ver tabla con ejemplos). La rellenaremos con 1 o varias verduras + 1 fruta, o bien con 1 verdura + 1 fruta, o bien con 1 o varias verduras (sin fruta). La cantidad debe adaptarse a la sensación de apetito que manifieste el niño.

La otra mitad del plato la dividiremos en:
- ⅓: proteínas: una a elegir
- ⅓: grasas: elegiremos una (o dos)
- ⅓: carbohidratos altos en almidón: uno a elegir (o dos). La cantidad debe adaptarse a la sensación de apetito que manifieste el niño.

Proteínas

PROTEÍNA ANIMAL	PROTEÍNA VEGETAL
20-30 g de carne (en crudo)	legumbres: guisantes, judías, lentejas, soja, quinoa, trigo sarraceno...
30-40 g de pescado (en crudo)	
1 unidad de huevo pequeño/día	la cantidad debe adaptarse al apetito del niño

Grasas

aceite de oliva virgen extra, aguacate, frutos secos o semillas molidas, coco, pescado azul pequeño, queso, yogur natural y entero.

Frutas

2-3 piezas de fruta al día aproximadamente.

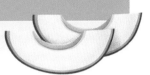

🧠 RECUERDA

La cantidad de proteína animal es el límite máximo diario sumando todas las proteínas (carne + pescado + huevo). Es decir, 1 huevo sería el máximo de proteína animal que se le podría ofrecer al día, o bien 20-30 g de carne al día, o bien 30-40 g de pescado al día. Si comen el máximo de carne, 30-40 g al día, en el resto de las comidas ya no se le ofrecería ninguna proteína animal, pero sí se podría ofrecer cual-quiera de las proteínas vegetales. Lo que también puedes hacer es fraccionarlas y darle 15 g de carne en la comida y 15 g de pescado en la cena, por ejemplo.

Son cifras aproximadas, pero tampoco te agobies si un día se pasa de esa cantidad de proteína animal diaria recomendada. No te recomiendo que te vuelvas loco pesando la cantidad de proteína animal. Si quieres, pésalo una vez para hacerte una idea, y para las siguientes ocasiones ya sabrás cuál es el tamaño aproximado. Yo nunca lo he pesado; no importa que pongas unos gramos de más o de menos, piensa que todas las comidas tienen proteína no solo animal, sino también vegetal, así que no te quedarás corto ni largo. Solo usa el sentido común y alterna en el mismo día proteína animal y vegetal.

¿Cuántas veces a la semana o al día debo ofrecer cada alimento?

- **Lácteos** (si no toman leche materna): 1-2 veces al día.
- **Huevo:** 3-4 veces a la semana.
- **Legumbres:** 3-4 veces a la semana.
- **Pescado:** 3-4 veces a la semana, alternando pescado blanco y azul.
- **Carne:** 2-3 veces a la semana. Carnes rojas 1-2 veces máximo.
- **Frutas:** 2-3 raciones al día.
- **Verduras:** 2 raciones al día.
- **Grasas buenas:** a diario (aceite de oliva virgen extra, frutos secos o semillas, aguacate, etc.).

ALIMENTO	0-6 MESES	6-12 MESES	12-24 MESES	>2 AÑOS
Leche materna				
Fórmulas adaptadas (en caso de no estar con LM)				
Cereales, frutas, hortalizas, legumbres, huevo, carne, pollo, pescado, aceite de oliva				
Leche entera, yogur, queso tierno (pueden ofrecerse en pequeñas cantidades a partir de los 9 o 10 meses)				
Sólidos con riesgo de atragantamiento (frutos secos enteros, manzana o zanahoria cruda, etc.)				Por encima de los 3 años
Alimentos superfluos (azúcares, miel, cacao, bollería, galletas, embutidos y charcutería)	Cuanto más tarde y en menor cantidad mejor (siempre a partir de los 12 meses)			

Agencia de Salud Pública de Cataluña. "Recomendaciones para la alimentación en la primera infancia. (de 0 a 3 años)". Barcelona: Editada por Agencia de Salud Pública de Cataluña. 2016.
Adaptación de la ilustración

Menú niños 7- 8 meses				
	LUNES	**MARTES**	**MIÉRCOLES**	**JUEVES**
DESAYUNO	· Leche · Manzana asada con canela de Ceilán	· Leche · Porridge de avena con fruta	· Leche · Fruta de temporada	· Leche · Pan integral con aguacate
MEDIA MAÑANA	· Leche	· Leche	· Leche	· Leche
COMIDA	· Pasta con salsa de calabaza (p. 242)	· Zanahoria rallada y hamburguesas de pescado (p. 238)	· Palitos de boniato al horno y albóndigas de pollo (p. 237)	· Arroz con boloñesa de lentejas (p. 240)
MERIENDA	· Leche + fruta	· Leche + fruta	· Leche + fruta	· Leche + fruta
CENA	· Leche	· Leche	· Leche	· Leche

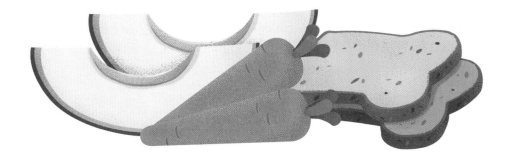

Menú niños 7- 8 meses			
	VIERNES	**SÁBADO**	**DOMINGO**
DESAYUNO	· Leche · Porridge de avena con fruta	· Leche · Pan integral con tomate y aceite de oliva virgen extra	· Leche · Fruta de temporada
MEDIA MAÑANA	· Leche	· Leche	· Leche
COMIDA	· Judías verdes con patata cocida y merluza limpia	· Quinoa con zanahoria cocida y brócoli	· Albóndigas de ternera (p. 234) con arroz
MERIENDA	· Leche + fruta	· Leche + fruta	· Leche + fruta
CENA	· Leche	· Leche	· Leche

*No te preocupes si algún día solo hace 1 comida sólida al día, o incluso ninguna, porque no tiene apetito, es normal y también puede influir que esté molesto porque le estén saliendo los dientes. Lo que no se coma en una comida lo puedes guardar para la siguiente toma.

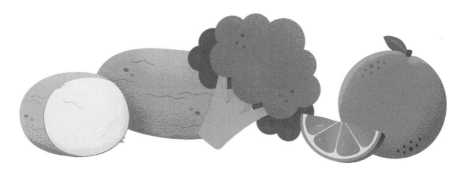

DIME QUÉ COMO AHORA

ALIMENTACIÓN +12 MESES

Nuestro bebé va haciéndose mayor y con esta edad ya esperamos que esté compartiendo todas las comidas en la mesa con la familia.

Lo ideal sería mantener la lactancia materna 12 meses más, tal y como recomienda la OMS. Pero en caso de no mantenerla o en caso de haber estado tomando leche de fórmula, ya podría empezar a tomar lácteos de forma regular en sustitución a esta.

A esta edad los niños suelen hacer entre 5 y 6 comidas al día. La clave es que la base de su alimentación sean alimentos frescos, como las frutas (al menos 2-3 piezas al día) y las verduras (2 raciones al día), los tubérculos, los granos integrales, las legumbres, el huevo, el pescado y la carne.

Bebidas

- Toma agua.
- Limita leche y lácteos a 1-2 raciones al día.
- No tengas en casa bebidas lácteas azucaradas, como batidos envasados; zumos, ni envasados ni naturales; y yogu
- res bebibles de sabores. Todos estos productos contienen muchos azúcares libres que perjudican la salud de los niños. Si consumen alguno de estos productos, que sea de manera ocasional, en un cumpleaños o en una ocasión especial, pero no en casa ni en el colegio a diario.

Lácteos

- Podemos empezar a ofrecer leche entera de cabra o de vaca en caso de que el niño estuviera con leche artificial. Si está con lactancia materna y madre e hijo quieren continuar con ella, no es necesario que tome leche animal.
- Recomendación: 2 raciones de lácteos enteros al día:
  › 1 ración = 1 vaso de leche entera (200 ml)
  › 1 ración = 2 yogures naturales y enteros de 125 ml
  › 1 ración = 100 g de queso fresco (bajo en sal)
  › 1 ración = 50 g queso tierno (bajo en sal)
  › 1 ración = 40 g queso curado (cuidado con la sal)
- Aunque el consumo de lácteos es bueno, pasarse de cantidad de consumo no es recomendable porque desplazan el consumo de otros alimentos importantes.
  › Los niños hasta los 2 años no deben superar entre 500-700 ml de leche al día.
  › Niños a partir de 3 años no deberían superar los 500 ml de leche al día.

¿Lácteos de postre?

Si puedes, elige de postre fruta, al menos la mayoría de las veces. Recuerda que los lácteos, junto con una comida rica en hierro, van a hacer que este se absorba en menor cantidad; por tanto, elige fruta de postre. No pasa nada si algún día toma yogur, pero mejor déjalo para las comidas no principales, donde no incluimos alimentos altos en hierro. Puedes dárselo en los desayunos o las meriendas.

¿Y si no le gusta la leche?

- Si no le gusta la leche no hay ningún problema; la leche no es un alimento fundamental en niños mayores de 1 año. De hecho, los mejores lácteos son los fermentados, como el yogur, el kéfir o el queso. Elige estos.
- Si aun así no le gusta ningún tipo de lácteo o no puede tomarlos por alergias, debes saber que hay otras fuentes de calcio alternativas a los lácteos, puedes estar tranquilo:
  › Sardinas en conserva, frutos secos (triturados o en crema), semillas (trituradas o en crema), brócoli, legumbres, etc.
  › Opciones:
    · Paté de sardinas o de mejillones o berberechos (p. 228)
    · Bocadillo de sardinas con tomate
    · Bocadillo de crema de almendras con plátano

- · Tostada de hummus de garbanzos
- · Tostada de crema de frutos secos con queso crema (p. 226) por encima

¿Y si le doy leche vegetal?

- Es una bebida que no sustituye a la leche de vaca desde el punto de vista nutricional.
- Se la puedes ofrecer a partir del año, si quieres, y siempre que no lleve azúcares añadidos. En caso de tomarla, mi recomendación es que no sea más de un vaso al día como mucho. Pero no es necesario en absoluto; aunque no quieran tomar leche de vaca, las mejores alternativas a la leche son las que he nombrado antes.

Cacao puro o chocolate

- Cacao puro en polvo. Puedes añadir la puntita de una cucharita para dar sabor a la leche o en postres.
- Una muy buena alternativa al cacao es utilizar la harina de algarroba; tiene un sabor mucho más dulce que el cacao y no contiene los estimulantes del sistema nervioso que sí tiene este, como son la teobromina y la tiramina, que además hacen que sea más adictivo. Con esto no quiero decir que el cacao puro sea malo, en absoluto lo es, pero sí es cierto que en niños pequeños es una buena alternativa tanto

a nivel de sabor por ser más dulce como a nivel estimulante.

› La harina de algarroba es soluble en líquidos. Puedes añadir la puntita de una cucharita a un vaso de leche y también puedes utilizarla como sustituto del cacao azucarado en postres caseros si necesitas que el resultado sea más dulce.

› Ten en cuenta que la algarroba es rica en fibra y un consumo excesivo podría aumentar las flatulencias.

• Chocolate

› Lo ideal es que tanto niños como adultos se acostumbren al sabor del chocolate con más de un 85 % de cacao. Igual que en los adultos, la recomendación es no comprar las versiones light o «sin azúcar» en las que se sustituye el poco azúcar que contienen por grandes cantidades de edulcorantes.

› ¿Cuánto? Cuanto menos, mejor. Sería recomendable no superar los 10 o 15 g de chocolate diarios en niños mayores de 1 año, igual que en adultos. El cacao tiene sus beneficios, pero en su justa medida, como todo.

Azúcar

Cuando, en los anuncios, te dicen que algo azucarado aporta la energía diaria que necesitas, es totalmente falso; están utilizando el término «azúcar» y «glucosa» como si significaran lo mismo. Por tanto, hay que tener criterio cuando oigamos este tipo de cosas.

La glucosa es la que sí es imprescindible para aportar energía y el organismo la obtiene de verduras, frutas, legumbres, cereales integrales, etc., por lo que no necesitamos ningún aporte extra de fuentes artificiales.

Quédate con que «azúcar» y «glucosa» no son el mismo concepto.

¿Hay algún tipo de azúcar bueno?

• No hay ningún tipo de azúcar que se pueda tomar a diario sin límite y sin problema. Solo se podría consumir si es de forma ocasional.

• Nombres bajo los que se esconde el azúcar en las etiquetas:

• siropes (sirope de agave)
• almíbar
• azúcar moreno, glas, de dátil, de caña, de uva, de coco
• caramelo
• cebada de malta
• concentrado de jugo de frutas
• cristales de caña de azúcar
• cristales de Florida

- dextrano
- dextrosa
- fructosa
- galactosa
- glucosa
- jarabe de arroz, maíz, malta, refinado
- jugo de caña
- néctar
- sacarosa
- melaza
- miel
- panela

¿CÓMO ENDULZAR SIN AÑADIR AZÚCAR?

- Con frutas: plátano, manzana, mango, caqui, pera, etc.
- Fruta deshidratada como dátiles, orejones, pasas, higos secos, etc.
- Aceite de coco de primera presión en frío
- Chocolate >85 % de cacao
- Cacao puro o algarroba
- Canela
- Copos de avena
- Cremas de frutos secos
- Yogur vegetal natural

- Fíjate bien en la lista de «Cómo endulzar sin añadir azúcar» y olvídate de los azúcares artificiales y de los edulcorantes. Los edulcorantes tampoco son la solución, tienes que lograr acostumbrar tu paladar a los sabores reales de los alimentos, sin aportes artificiales.

En el caso de la miel, aunque la indicación es no tomarla hasta los 12 meses por riesgo de botulismo, es cierto que aporta muchos azúcares añadidos a la dieta y deberíamos evitarla.

- Según la OMS, los azúcares libres incluyen los monosacáridos y los disacáridos añadidos a los alimentos y las bebidas por el fabricante, el cocinero o el consumidor, más los azúcares naturalmente presentes en la miel, los jarabes, los jugos de frutas y los concentrados de jugos de frutas.
- La OMS recomienda reducir el consumo de azúcares libres, aquellos que no forman parte de los alimentos de forma natural.
- Aunque la preferencia por el sabor dulce es innata, puede ser modificada o reforzada por exposiciones pre y posnatales. La lactancia materna se asocia a una mayor aceptación a nuevos alimentos y sabores.
  › Los bebés alimentados con leche de fórmula están expuestos a un sabor constante, siempre es el mismo, y en él predomina el sabor dulce.

› Sin embargo, los bebés alimentados con leche materna tienen una exposición a diferentes sabores y aromas, siempre dependiendo de la alimentación de la madre.

• Lo ideal es que hasta los 2 años no tomen nada de este tipo de azúcar porque desplazaría el consumo de otros alimentos amargos, como las hortalizas y los alimentos proteicos. Los niños tienen la capacidad de aprender las preferencias de los alimentos que tienen a su disposición, por lo que la preferencia por el sabor dulce puede modificarse en parte por la experiencia con otros alimentos, incluso en la infancia temprana.

• El Comité de Nutrición de ESPGHAN recomienda que la ingesta de azúcar libre se reduzca y limite a <5 % de la ingesta energética para niños y adolescentes (edades ≥ 2-18 años). La ingesta de azúcar libre debe ser incluso menor en bebés y niños menores de 2 años.

En el siguiente recuadro puedes ver que pasarte de 15 gramos diarios de azúcar añadido no es nada complicado según la alimentación que ingerimos actualmente:

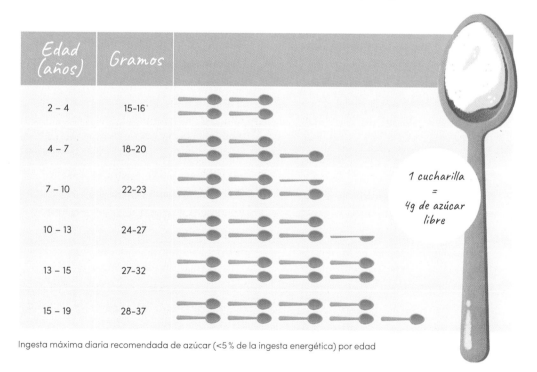

Edad (años)	Gramos	
2 – 4	15-16	
4 – 7	18-20	
7 – 10	22-23	
10 – 13	24-27	
13 – 15	27-32	
15 – 19	28-37	

1 cucharilla = 4g de azúcar libre

Ingesta máxima diaria recomendada de azúcar (<5 % de la ingesta energética) por edad

RECUERDA TODO LO QUE LLEVA AZÚCAR AÑADIDO:

- Yogures de sabores: 1 unidad de 120 g contiene 4 cucharaditas de azúcar = 14,3 g de azúcar.
- Chucherías: 25 g de chucherías contienen 5 cucharaditas de azúcar = 20 g de azúcar.
- Cereales de desayuno azucarados: 1 puñado contiene 3 cucharaditas de azúcar = 12 g.
- Cacao soluble azucarado: 1 sobre contiene 2 cucharaditas de azúcar = 8 g.
- Kétchup: 1 sobre de kétchup contiene 1 cucharadita de azúcar = 4 g.
- Galletas María®: 5 galletas tienen casi 2 cucharaditas de azúcar = 7,2 g.
- Helados: 1 helado Magnum® mini clásico o blanco contiene 6 cucharaditas de azúcar = 22-24 g de azúcar.
- Postres lácteos (natillas, etc.): 15 g por cada 100 g.
- Zumos de fruta (sin azúcar añadido): 1 zumo de piña y uva contiene 3 cucharaditas de azúcar = 12 g de azúcar por cada 100 g.

LES HEMOS HIPERESTIMULADO EL PALADAR

La mayoría de las veces los niños rechazan las frutas porque el paladar se les ha acostumbrado al potente sabor azucarado de los batidos, las galletas, los cereales de desayuno, etc. Tampoco quieren los yogures naturales porque se han habituado al sabor dulce de los «yogures con sabor» repletos de azúcar.

Con un exceso de azúcar o de sal tenemos el gusto sobreestimulado, baja la sensibilidad para percibir los sabores naturales de los alimentos y acostumbras al paladar a que cada vez necesite más estímulos artificiales para poder comer y que la comida te sepa a algo.

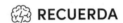 **RECUERDA**

Las galletas (de todo tipo) son bollería industrial. Contienen azúcares, grasas trans y harinas refinadas.

¿Y qué tal las galletas que hago en casa? Las galletas, aunque sean caseras, llevan igualmente azúcar (puedes ver la lista de nombres bajo la que se esconde el azúcar arriba*) + harinas blancas + grasas de mala calidad, como el aceite de girasol o la margarina; llevan los mismos ingredientes que las ultraprocesadas. No puedes tomarlas a diario.

Si las haces en casa, asegúrate de que no lleven ni azúcares ni harinas blancas ni grasas malas, como el girasol o la margarina, que al calentarse se oxidan.

Puedes ver recetas riquísimas de galletas en mis libros. Aunque sean buenas, **no sustituyen a una pieza de fruta**, pero sí se pueden tomar con más frecuencia que las ultraprocesadas.

¿Cuánto azúcar puedo tomar o darles a mis hijos?

Quédate con «Cuanto menos, mejor».

- No compres alimentos azucarados, como los yogures de sabores, los cereales de desayuno, las galletas, el cacao soluble azucarado, etc.
  - › Compra yogures naturales y enteros. Para darles sabor añade frutas, canela de Ceilán, la puntita de una cucharita de algarroba, crema de frutos secos o frutos secos molidos.
  - › Si quieres galletas o bizcochos, hazlos caseros, pero recuerda no añadir ningún azúcar de la tabla de la p. 161. Puedes añadir los sustitutos del azúcar de la tabla de la p. 162. También tienes recetas en las pp. 178 y 193.
  - › En vez de añadir a la leche el típico cacao soluble azucarado, añade la punta de una cucharita de cacao puro o de harina de algarroba.
  - › Utiliza cereales de desayuno con un solo ingrediente, el propio cereal. Te pongo ejemplos:

- · Espelta hinchada, mijo hinchado, maíz, quinoa hinchada, trigo sarraceno hinchado, etc. Lo encontrarás en muchos supermercados en la zona BIO. (Estos cereales hinchados no pueden tomarlos los niños menores de 3-5 años, pero, en su caso, lo mejor es tomar tostadas de pan integral).
- Con que no lo compres y lo tengas en casa es suficiente. Sin embargo, no pasaría nada por que lo consuman en ocasiones especiales o en cumpleaños; al final la idea es que no forme parte de su rutina diaria.

Consecuencias de tomar azúcar

He aquí los problemas más comunes relacionados con la ingesta de azúcar:

- ansiedad/nerviosismo
- cansancio/agotamiento/fatiga
- desconcentración
- dolores de cabeza
- depresión/pesimismo
- síndrome premenstrual
- sueño prolongado
- retención de líquidos
- triglicéridos y colesterol elevados
- problemas gastrointestinales (permeabilidad intestinal)
- candidiasis y otras levaduras
- disminución de la sensibilidad a la insulina o diabetes

- aumento de estrógenos
- aumento del estrés (hipersensibilidad de las glándulas suprarrenales)

¿La alternativa son los edulcorantes?

No son una buena alternativa y menos en niños, porque causan muchos problemas digestivos, como gases, diarreas o hinchazón. Algunos estudios científicos recientes lo relacionan con inflamación crónica, colon irritable, disbiosis intestinal y deterioro de la microbiota. Sin embargo, están detrás de muchos productos «sin azúcar» para niños, como son las galletas.

Los edulcorantes alteran la microbiota intestinal y provocan un aumento del apetito a causa de la distorsión de las señales de saciedad, aparte de deteriorar la tolerancia a la glucosa. El cerebro detecta el sabor dulce y el contenido de energía (kcal) de los alimentos. Con los edulcorantes, hay una parte que falla, el contenido de energía es nulo. La alteración de este balance hace que queramos compensar con otros alimentos calóricos, por lo que estimulan el hambre.

¿Cómo empezar a sustituir los azúcares?

Si tus hijos ya son consumidores habituales de productos azucarados, es posible que la transición te cueste un poquito más, así que ten paciencia. Lo primero es no hacer el cambio de forma radical: por ejemplo, si suelen tomar leche con 2 cucharaditas de cacao azucarado, puedes empezar añadiendo una puntita de una cucharadita de harina de algarroba + 1 cucharadita y media de cacao, e ir viendo cómo lo van aceptando; también puedes hacer un batido con un plátano maduro + una puntita de una cucharadita de harina de algarroba y leche.

Con mucha paciencia y haciendo pequeños cambios podrán ir acostumbrándose al sabor natural de los alimentos.

Verduras y hortalizas. Nitritos

La principal fuente de exposición humana a nitratos es el consumo de verduras y hortalizas, algunas especies de vegetales los acumulan en sus partes verdes. También son usados como fertilizantes en agricultura y como aditivos alimentarios.

El nitrato en sí no es tóxico, pero su toxicidad viene de la conversión a nitrito que se puede dar por reducción bacteriana tanto en los alimentos (por el procesado o almacenamiento) como a través de la saliva o el tracto gastrointestinal.

Los nitritos en sangre oxidan el hierro de la hemoglobina produciendo metahemoglobinemia, incapaz de transportar el oxígeno, muy frecuente en bebés expuestos a altas concentraciones de nitratos en los alimentos (síndrome del bebé azul).

- Niños 1-3 años. **Acelgas y espinacas**.
  - › Ya pueden comerlas, pero no más de 45 g al día, cantidad a modo de guarnición según la EFSA hasta que cumplan 3 años. Ya pueden digerir los nitritos en cantidades pequeñas.
  - › No se recomienda a niños con infecciones bacterianas del tracto gastrointestinal, pues serán más sensibles a los nitratos.
  - › El almacenamiento inapropiado de estas hortalizas cocinadas (preparación de los purés con más de un día de antelación y conservados a temperatura ambiente) también puede dar lugar a la conversión de nitritos en nitratos, lo que aumenta el potencial de causar metahemoglobinemia.
  - › El lavado y la cocción de las verduras (desechando siempre al final el agua resultante) ayudan a reducir el contenido en nitratos.
- Antes de los 3 años no se recomienda introducir la **borraja**.

ALIMENTOS QUE HAY QUE EVITAR POR SEGURIDAD HASTA LOS 3-5 AÑOS DE EDAD, EN FUNCIÓN DE LA MADUREZ DEL NIÑO
- verduras crudas: zanahoria cruda, apio, ensaladas
- alimentos pequeños y de forma redondeada: uvas, cerezas, aceitunas, tomates cherry y frutos rojos, como los arándanos*
- frutos secos enteros o en trozos, que se pueden tomar molidos o en crema
- frutas desecadas: pasas, dátiles, arándanos, orejones, etc.**
- patatas fritas de bolsa, tortitas de arroz o de maíz
- bebida vegetal de arroz
- salchichas cortadas en rodajas***
- caramelos, lacasitos, palomitas...
- cualquier alimento duro que no se pueda aplastar entre la lengua y el paladar
- pescado ahumado
- pescados y carnes crudos

*Estos alimentos se podrían ofrecer cortados de forma longitudinal

Corte bueno   Corte malo

**Se podrían tomar triturados dentro de alguna receta.
***Además, son ultraprocesados y nada recomendables.

Sal

- Siguiendo la máxima de «cuanto menos, mejor», ahora se puede poner una pizca de sal yodada en las comidas.

- El consumo de sal no debe superar los 2 gramos de sal al día.

Monta tu plato de 1-3 años

½ PLATO

½ PLATO

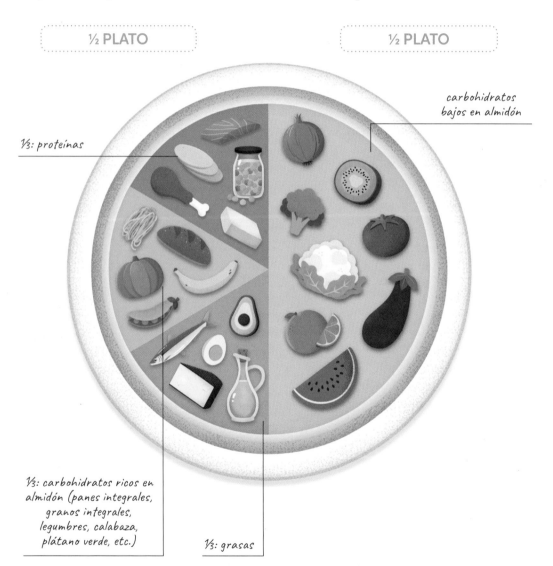

carbohidratos
bajos en almidón

⅓: proteínas

⅓: carbohidratos ricos en
almidón (panes integrales,
granos integrales,
legumbres, calabaza,
plátano verde, etc.)

⅓: grasas

Carbohidratos bajos en almidón

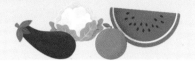

Frutas y verduras: acelgas, espinacas, lechuga, canónigos, tomate, berenjena, judías verdes, puerro, cebolla, ajo, coliflor, brócoli, piña, frutos rojos, melocotón, uvas, etc.

Carbohidratos ricos en almidón

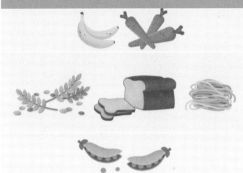

Vegetales: plátano verde, patata, calabaza, maíz, batata, boniato, nabo, zanahoria, etc.

Cereales integrales y granos: quinoa, arroz integral, avena integral, centeno integral, espelta integral, trigo integral, cebada integral, trigo sarraceno, mijo, etc. y sus derivados como panes, pastas integrales...

Legumbres: lentejas, guisantes, garbanzos, frijoles, etc.

Proteínas

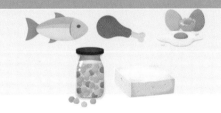

De origen animal: carne, pescado, pollo, pavo, huevo, marisco, etc.

De origen vegetal: tofu, garbanzos, lentejas, etc.

La mitad del plato debe llevar carbohidratos bajos en almidón (ver tabla con ejemplos). La rellenaremos con 1 o varias verduras + 1 fruta, o bien con 1 verdura + 1 fruta, o bien con 1 o varias verduras (sin fruta). La cantidad debe adaptarse a la sensación de apetito que manifieste el niño.

La otra mitad del plato la dividiremos en:
- proteínas: una a elegir.
- grasas: elegiremos una (o dos).
- carbohidratos altos en almidón: uno a elegir (o dos). La cantidad debe adaptarse a la sensación de apetito que manifieste el niño.

Proteína

PROTEÍNA ANIMAL	PROTEÍNA VEGETAL
40-50 g de carne (en crudo)	Legumbres: guisantes, judías, lentejas, soja. La cantidad debe adaptarse a la sensación de apetito que manifieste el niño.
60-70 g de pescado (en crudo)	
1 unidad de huevo mediana o grande/día	

Grasas

Aceite de oliva virgen extra, aguacate, frutos secos o semillas molidas, coco, pescado azul pequeño, queso, yogur natural y entero.

Frutas

2-3 piezas de fruta al día aproximadamente.

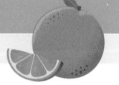

🧠 RECUERDA

La cantidad de proteína animal es el límite máximo diario sumando todas las proteínas (carne + pescado + huevo).

Es decir, 1 huevo sería el máximo de proteína animal que se le podría ofrecer al día, o bien 40-50 g de carne al día, o bien 60-70 g de pescado al día. Si comen el máximo de carne, 40-50 g al día, en el resto de las comidas ya no se les ofrecería ninguna proteína animal, pero sí se podría ofrecer cualquiera de las proteínas vegetales. Lo que también puedes hacer es fraccionarlas y darle 25 g de carne en la comida y 25 g de pescado en la cena, por ejemplo.

Son cifras aproximadas, tampoco te agobies si un día se pasa de esa cantidad de proteína animal diaria recomendada.

*No te recomiendo que te vuelvas loco pesando la cantidad de proteína animal. Si quieres, pésalo una vez para hacerte a una idea, y para las siguientes ocasiones ya sabrás cuál es el tamaño aproximado. Yo nunca lo he pesado, no importa que pongas unos gramos de más o de menos, piensa que todas las comidas tienen proteína no solo animal, sino también vegetal, así que no te quedarás corto ni largo. Solo usa el sentido común y alterna en el mismo día proteína animal y vegetal.

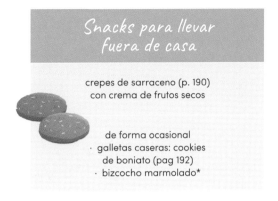

Snacks para llevar fuera de casa

crepes de sarraceno (p. 190) con crema de frutos secos

de forma ocasional
· galletas caseras: cookies de boniato (pag 192)
· bizcocho marmolado*

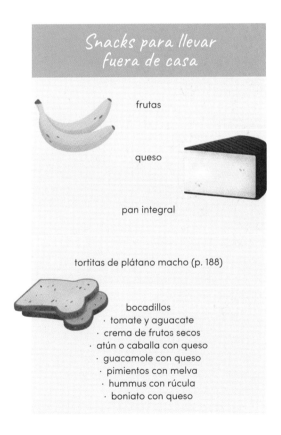

Snacks para llevar fuera de casa

frutas

queso

pan integral

tortitas de plátano macho (p. 188)

bocadillos
· tomate y aguacate
· crema de frutos secos
· atún o caballa con queso
· guacamole con queso
· pimientos con melva
· hummus con rúcula
· boniato con queso

*Algunos alimentos, como el bizcocho marmolado, llevan huevo, y hay que tener especial cuidado con ellos y transportarlos en una neverita portátil pequeña con placa de hielo, más aún en verano con altas temperaturas. También sería bueno utilizarla si llevas fruta troceada.

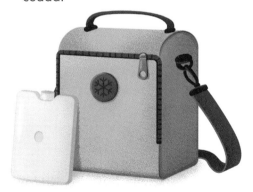

Menú niños 7- 8 meses

	LUNES	MARTES	MIÉRCOLES	JUEVES
DESAYUNO	· Leche · Pan integral con crema de frutos secos + fruta	· Leche · Crepes de sarraceno (p. 190) con aguacate	· Leche · Pan integral con huevo revuelto y queso + fruta	· Porridge de avena (leche + avena) con fruta
MEDIA MAÑANA	· Fruta de temporada	· Fruta de temporada	· Fruta de temporada	· Fruta de temporada
COMIDA	· Tortilla de boniato	· Rollitos de calabacín (p. 214)	· Patatas al horno (p. 218) con pollo al horno	· Arroz salteado con zanahoria, cebolla y guisantes
MERIENDA	· Leche + fruta de temporada	· Leche + cookies de boniato (p. 192)	· Leche + fruta de temporada	· Leche + fruta de temporada
CENA	· Garbanzos con aguacate y AOVE	· Guisantes con patata cocida y AOVE	· Pan integral con paté de mejillones (p. 228) · Fruta	· Hamburguesas de berenjenas y sardinas (p. 224)

Si el bebé toma leche materna no hay por qué introducir otros lácteos. Pero, si quiere, puedes ofrecerle un poco de lácteo fermentado (yogur, queso) sin problema.

La leche materna o artificial se ofrecerá a demanda. Ahora puede tomarla tras la comida en vez de antes de ella. Hay bebés que prefieren después de cenar en vez de en la merienda.

Si quieren postre, se ofrecerán frutas. Lo ideal es que tomen al menos 2 o 3 piezas al día.

En las medias mañanas y las meriendas la fruta será la primera opción.

	VIERNES	SÁBADO	DOMINGO
DESAYUNO	· Leche · Tortitas de plátano macho (p. 188) con crema de frutos secos	· Yogur natural entero con fruta	· Leche · Pan integral con tomate, AOVE
MEDIA MAÑANA	· Fruta de temporada	· Fruta de temporada	· Fruta de temporada
COMIDA	· Lentejas estofadas con verduras	· Quinoa con salsa de calabaza (p. 242)	· Sopa de pollo con verduras y garbanzos
MERIENDA	· Leche + fruta de temporada	· Leche + pan integral con crema de frutos secos	· Leche + fruta de temporada
CENA	· Pan integral con hummus y palitos de zanahoria cocida	· Tortilla de patata cocida	· Champiñones salteados con boniato cocido

Menú niños 7- 8 meses

OPCIONES DE MEDIAS MAÑANAS O MERIENDAS:

- fruta y queso
- aceitunas (cortadas de forma longitudinal) con queso
- tomates cherry (cortado longitudinalmente) y pan integral
- yogur entero y natural con fruta y crema de frutos secos
- yogur entero y natural con fruta y ½ onza de chocolate negro rallada
- hummus con palitos de zanahoria cocida o calabacín cocido
- pan integral con hummus
- pan integral con crema de frutos secos y plátano
- pan integral con aguacate y tomate
- fruta congelada tipo helado con chocolate negro
- fruta + chocolate (>85 % de cacao) rallado por encima

Todas las recetas son aptas para la congelación, excepto si se indica lo contrario con un icono en negativo.

Y, asimismo, todas las recetas son aptas durante el embarazo, en principio, excepto en aquellas recetas en las que aparece el icono de embarazo tachado.

Leyenda

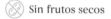 Sin frutos secos

 alimentación complementaria

Sin lácteos

+6 meses (siempre que se hayan introducido ya todos los ingredientes de la receta)

 Sin huevo

+8 meses

 Apto FODMAP

+12 meses

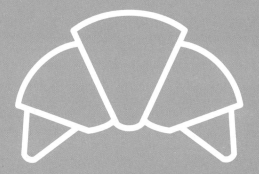

Recetas dulces

Todas las recetas dulces de este apartado
están elaboradas sin gluten, sin azúcar
y sin edulcorantes artificiales.

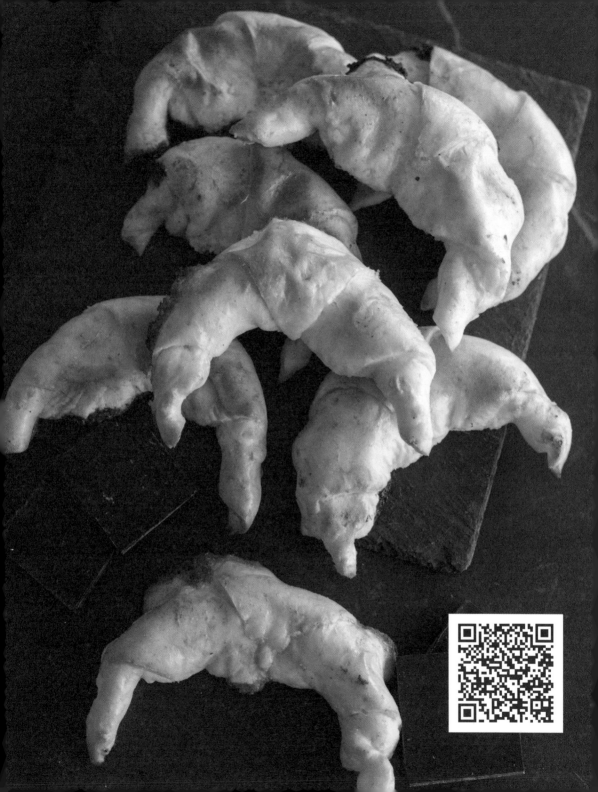

Cruasanes de chocolate

 8 cruasanes
(depende del tamaño de la yuca)

 50 minutos

  *

+12

* si no excedes los 75 g de yuca

TIP: La yuca se vende también cortada y congelada, lista para hervir, en algunos grandes supermercados.

Nutriente	por 100 g
Energía	256 kcal
Proteína	5 g
H. carbono	25 g
Azúcares	2 g
Grasas	13 g

Ingredientes

Para la base

1 yuca cruda, 500 g aprox.
1 cda. de aceite de oliva virgen extra
1 huevo

Para el relleno (opcional)

chocolate con un 85 % de cacao
crema de avellanas, almendras u otro fruto seco, o boniato asado

Preparación

1. Pela la yuca y corta el hilo central (es la parte más dura). Córtala en cuadraditos.
2. Cocina al vapor en una olla durante 15-20 minutos. También puedes introducirla en un estuche de silicona platino apto para microondas con 20 ml de agua a máxima potencia durante 10 minutos o hasta que la yuca quede blandita.
3. Cuando esté tierna, espera a que se enfríe y ponla en una batidora o procesador de alimentos con 1 cucharada de aceite de oliva virgen extra. Tritura todo hasta que quede una masa homogénea y un poco pegajosa.
4. Pon la masa sobre 2 papeles de horno y amasa con un rodillo hasta que quede muy muy finita.
5. Haz triángulos con un cuchillo, pon la crema de chocolate en medio y enrolla empezando por la parte ancha.
6. Bate el huevo y unta con él los cruasanes para que queden dorados.
7. Mételos en el horno previamente precalentado a 200 °C arriba y abajo, unos 15 minutos, y vigila que no se quemen.

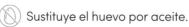 Sustituye el huevo por aceite.

Bizcocho marmolado

8 raciones

30 minutos

+6

Nutriente	por 100 g
Energía	207 kcal
Proteína	8 g
H. carbono	22 g
Azúcares	7 g
Grasas	9 g

Ingredientes

220 g de boniato o calabaza cocidos

1 plátano

60 g de almendra molida

100 g de copos de avena

16 g de levadura en polvo

4 huevos

1 cda. de aceite de coco

canela de Ceilán

1 cda. de algarroba o de cacao puro

Preparación

1. Cuece el boniato o la calabaza en agua hasta que quede blandito, que pueda deshacerse con los dedos. Después pélalo.
2. Precalienta el horno con calor arriba y abajo a 200 °C.
3. En un bol añade el boniato junto con todos los demás ingredientes, excepto la algarroba.
4. Tritúralo todo junto y añade la mitad de la mezcla a un molde redondo de 24 cm de diámetro previamente engrasado.
5. En la otra mitad añade la algarroba y remueve con una cuchara. Después, agrega esa mezcla al molde y, con un palito, remueve con movimientos envolventes.
6. Introdúcelo en el horno unos 20-25 minutos y vigílalo.

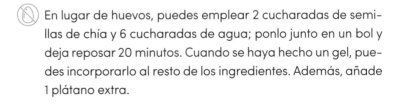

Puedes sustituir la almendra por otro fruto seco o por más avena.

En lugar de huevos, puedes emplear 2 cucharadas de semillas de chía y 6 cucharadas de agua; ponlo junto en un bol y deja reposar 20 minutos. Cuando se haya hecho un gel, puedes incorporarlo al resto de los ingredientes. Además, añade 1 plátano extra.

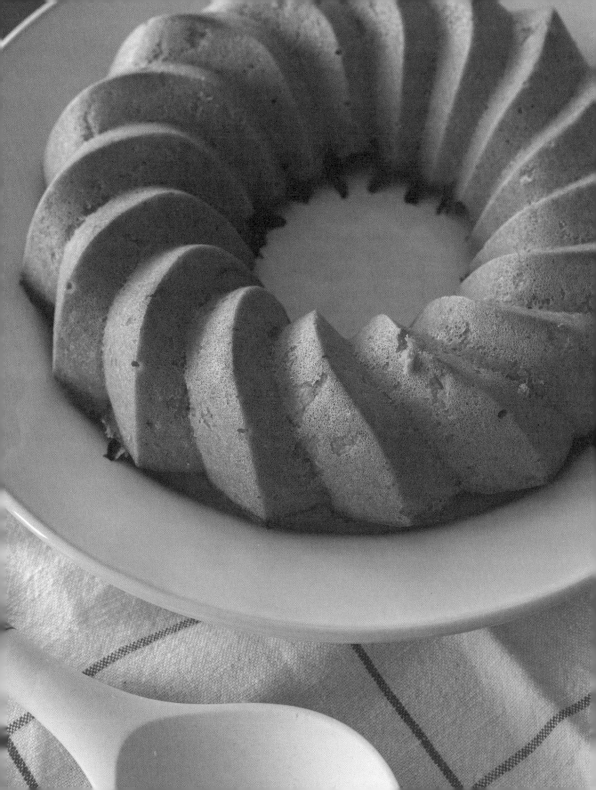

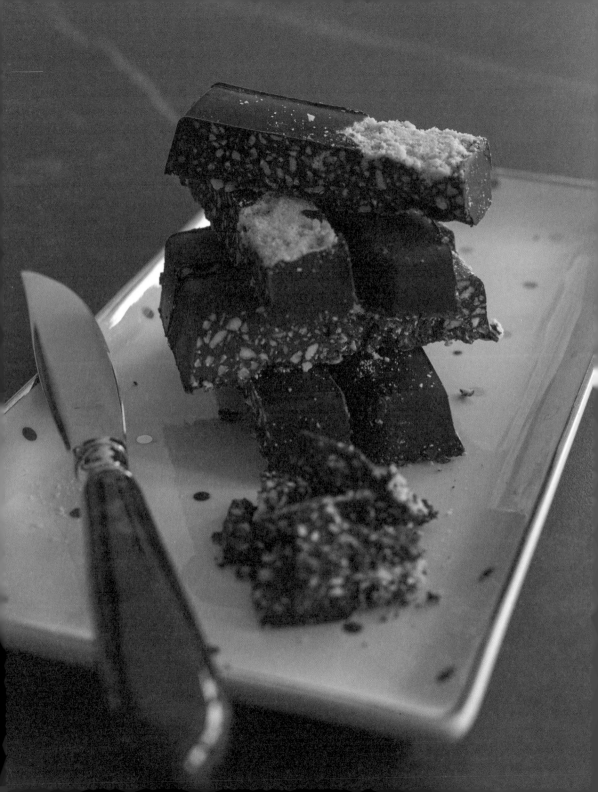

Turrón de chocolate

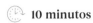
6-8 raciones

10 minutos

CONSERVACIÓN:
En la nevera,
en un táper
de vidrio, dura
más de 1 mes.

Ingredientes

150 g de chocolate con un 85 % de cacao
140 g de almendras u otro fruto seco
1 cda. de aceite de coco u oliva virgen extra

Preparación

1. Tritura las almendras. Reserva.
2. Funde el chocolate con el aceite en el microondas 1½ minuto a 700 W. Hazlo en golpes de 30 segundos, remueve y sigue.
3. Mezcla todo junto y añade a un molde de silicona platino rectangular de 24 cm.
4. Cuando se atempere, mételo unos 15 minutos al congelador y después a la nevera.

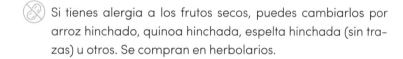 Si tienes alergia a los frutos secos, puedes cambiarlos por arroz hinchado, quinoa hinchada, espelta hinchada (sin trazas) u otros. Se compran en herbolarios.

Elige avellanas en lugar de almendras.

Nutriente	por 100 g
Energía	578 kcal
Proteína	14 g
H. carbono	12 g
Azúcares	10 g
Grasas	51 g

Phoskitos

6 unidades

40 minutos

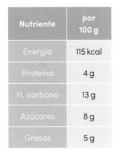

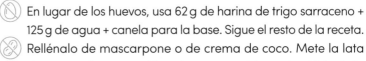

+6* +12

* sin la cobertura

Ingredientes

Masa

2 huevos

2 manzanas golden o 2 plátanos

40 g de copos de avena sin gluten o harina de arroz

canela de Ceilán al gusto

Cobertura: 2 onzas de chocolate con un 85 % de cacao
+ 1 cdta. de aceite de coco u oliva virgen extra

Relleno

crema de frutos secos (he usado anacardos)

Preparación

1. Pela y corta la manzana en trocitos y métela al microondas sin tapar 2 minutos a 750 W. Añade la canela y deja que la manzana se atempere.
2. Mezcla los huevos, la avena y las manzanas y extiende la masa sobre un papel vegetal encima de la bandeja de horno. No te olvides de engrasar antes el papel con aceite.
3. Métela al horno a 180 °C, precalentado arriba y abajo, durante 20 minutos.
4. Una vez sacada del horno, unta la masa con la crema de frutos secos y haz un rollito. Córtalo en trozos pequeños.
5. Funde el chocolate 1½ minuto en el microondas a golpes de 30 segundos y baña los Phoskitos en él.
6. Pon los Phoskitos en un plato con papel vegetal para que no se peguen e introdúcelos en la nevera hasta que se enfríen.

En lugar de los huevos, usa 62 g de harina de trigo sarraceno + 125 g de agua + canela para la base. Sigue el resto de la receta.

Rellénalo de mascarpone o de crema de coco. Mete la lata de coco en la nevera 8 h; así se separará la parte sólida de la líquida. Después, usa la parte sólida para el relleno.

En lugar de las manzanas, elige plátano.

Nutriente	por 100 g
Energía	115 kcal
Proteína	4 g
H. carbono	13 g
Azúcares	8 g
Grasas	5 g

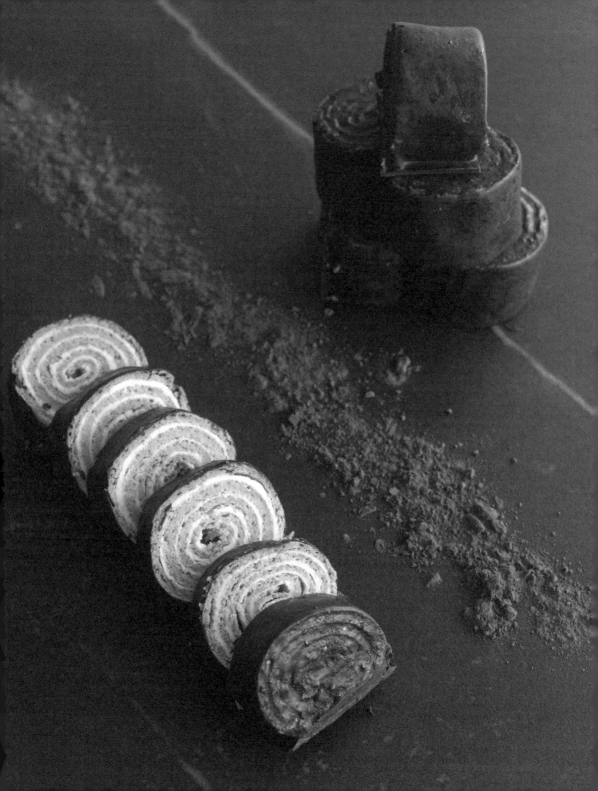

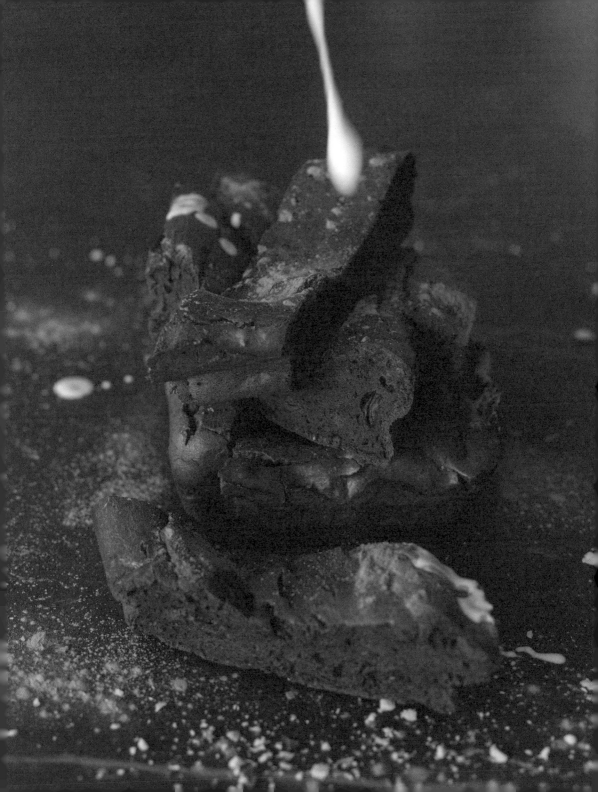

Tarta de chocolate

 **tarta para
6 raciones**

 **10 minutos +
15 minutos de
horneado**

Ingredientes

3 huevos
60 g de mantequilla o ghee o aceite de coco
160 g de chocolate con un 85 % de cacao
cacao puro o harina de algarroba, para decorar

Preparación

1. Precalienta el horno a 180 °C.
2. Derrite el chocolate con la mantequilla.
3. Bate los huevos con varillas y ve añadiendo el chocolate derretido mientras sigues batiendo.
4. Añade la mezcla a un molde redondo o rectangular de 20-24 cm con papel de horno en la base, para que no se quede pegado. Mételo al horno y déjalo durante 15 minutos, siempre vigilando.
5. Espolvorea cacao puro o harina de algarroba por encima.

 Sustituye la mantequilla por una crema de frutos secos.

 Usa cacao puro, no algarroba, y mejor ghee o aceite de coco que mantequilla.

Nutriente	por 100 g
Energía	412 kcal
Proteína	10 g
H. carbono	8 g
Azúcares	6 g
Grasas	38 g

Dónuts rápidos sin huevo

 4-5 dónuts

 10 minutos

 +6*

* sin cobertura

Ingredientes

125 g de harina de avena o sarraceno o arroz
    (o la que prefieras)
125 g de yogur griego natural
1 cdta. de levadura en polvo
2 manzanas

Cobertura (opcional)
chocolate con un 85 % de cacao
crema de frutos secos

Preparación

1. Pela y trocea las manzanas, ponlas en un plato y mételo al microondas, sin tapar, durante 2 minutos a 800 W.
2. Mezcla todos los ingredientes y tritúralos con una batidora de mano. La masa te quedará con una textura espesa y un poco pegajosa.
3. Añade la masa al molde de silicona platino para dónuts previamente engrasado. Como la masa es algo pegajosa, utiliza una manga pastelera o una bolsa de congelado (córtale una esquina con las tijeras) para pasar la masa al molde.
4. Mete el molde al microondas y programa 2½ minutos a 900 W. Si quieres utilizar horno, precaliéntalo a 200 °C con calor arriba y abajo e introdúcelo durante 20 minutos aproximadamente.

 En lugar de las manzanas, usa un plátano grande.

 Reemplaza el yogur griego por yogur vegetal.

Nutriente	por 100 g
Energía	157 kcal
Proteína	4 g
H. carbono	19 g
Azúcares	8 g
Grasas	7 g

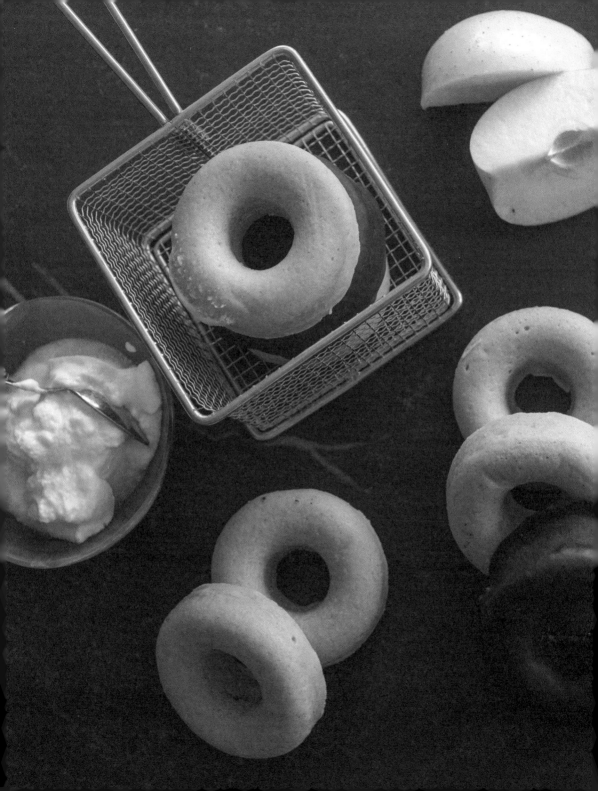

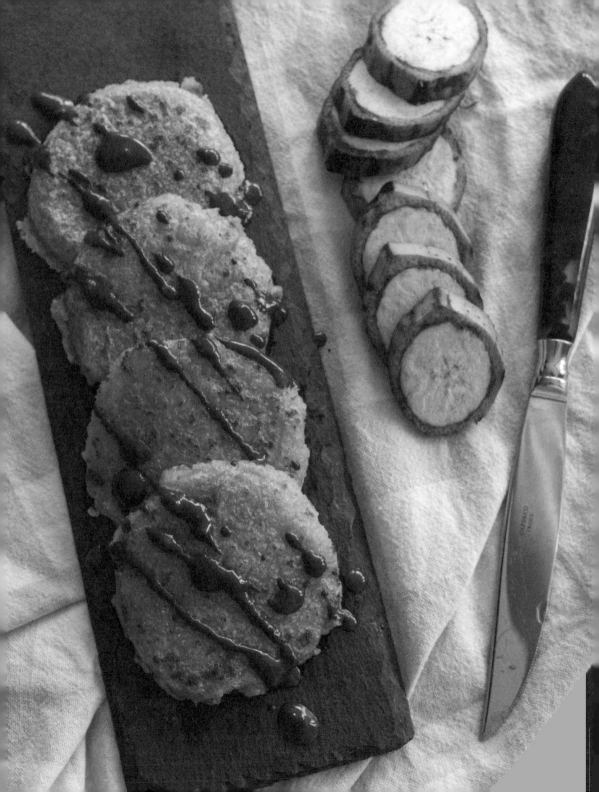

Tortitas de plátano macho

 4 unidades

(1-2 personas)

 5-10 minutos

* +6

* si no excedes los 145 g de plátano

Ingredientes

1 plátano macho maduro

1 cdta. de aceite de oliva virgen extra o de coco

Preparación

1. Pela y trocea el plátano.
2. Ponlo en un vaso junto con el aceite y tritura todo con una batidora de mano.
3. Calienta a fuego medio una sartén antiadherente engrasada con un poco de aceite. Con una cuchara, añade la masa y dale forma redondita. Hazlo vuelta y vuelta, y listo.

Nutriente	por 100 g
Energía	103 kcal
Proteína	1 g
H. carbono	21 g
Azúcares	10 g
Grasas	1 g

TIP: Si el plátano macho no está maduro, lo mejor es cocerlo. No lo peles, solo quita las puntas de los extremos. Córtalo en 3 o 4 trozos y haz cortes en la piel de cada trozo, pero sin retirarla. Cuece el plátano troceado con la piel unos 15 minutos. Retíralo del fuego cuando veas que la piel se abre sola. Deja que se enfríe, retira la piel y tritúralo con el aceite como indico arriba.

Crepes de trigo sarraceno

 8-10 unidades

 10 minutos

 +6

Ingredientes

125 g de harina de trigo sarraceno
250 g de agua o bebida vegetal
una pizca de sal (opcional)

Relleno

2 onzas de chocolate con un 85 % de cacao + ¼ de
cdta. de aceite de oliva virgen extra o de aceite
de coco

Preparación

1. Solo hay que mezclar todo junto y triturar, para que no queden grumos, con una batidora de mano.
2. Pon un poco de aceite de oliva o de coco en la sartén, y vuelta y vuelta.
3. Funde el chocolate 1½ minuto en el microondas a golpes de 30 segundos y espárcelo encima de las crepes.

Relleno

Puede ser dulce o salado.

Nutriente	por 100 g
Energía	141 kcal
Proteína	5 g
H. carbono	21 g
Azúcares	1 g
Grasas	4 g

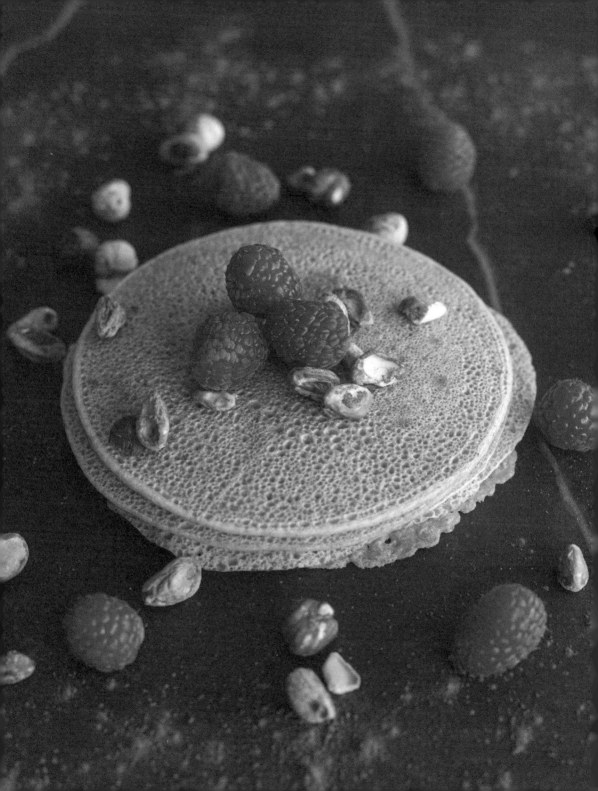

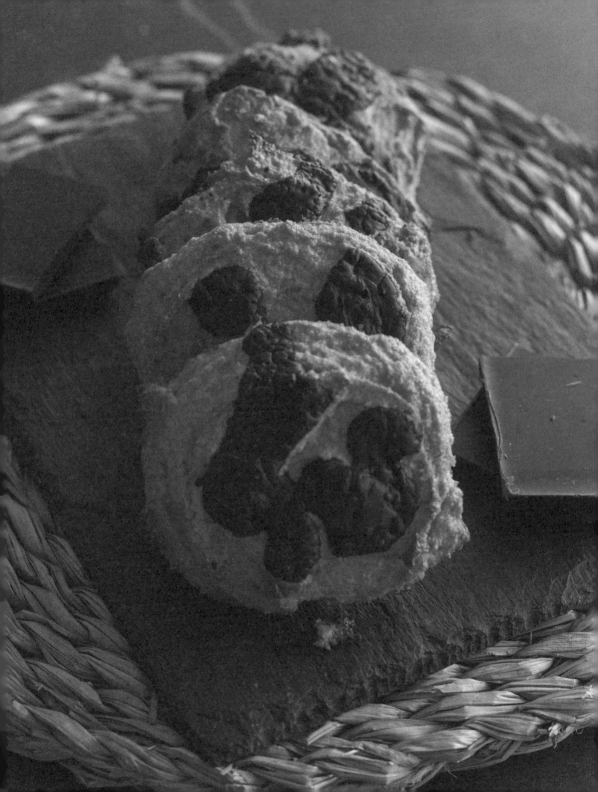

Cookies de boniato

 8-10 galletas

⏱ **20 minutos +**
20 minutos
de horno

⊘ ⊘

☺ **+6**

Nutriente	por 100 g
Energía	440 kcal
Proteína	10 g
H. carbono	18 g
Azúcares	7 g
Grasas	36 g

Ingredientes

250 g de almendra molida
220 g de boniato cocido
60 g de crema de avellanas
50 g de mantequilla o ghee
25 g de pasas (opcional)

Topping (opcional)

Añade trocitos pequeños de chocolate negro por
encima

Preparación

1. Precalienta el horno a 200 °C con calor arriba y abajo.
2. Mezcla todos los ingredientes y haz la forma de las cookies con unas cucharas; ten en cuenta que la masa es un poco pegajosa.
3. Ponlas sobre un papel vegetal; si quieres, añade por encima unos trocitos de chocolate negro y mételas al horno.
4. Hornea durante 20 minutos vigilando que no se quemen.

Crema de algarroba

 10 raciones

 5 minutos

+6

Ingredientes

30 g de harina de algarroba

100 g de crema de almendras

50 g de avellanas tostadas

80 g de bebida vegetal

Preparación

1. Con una batidora de mano, mezcla todos los ingredientes y refrigera.
2. Añade el *topping* elegido, yo he puesto almendra rallada y avellanas en trozos.

Nutriente	por 100 g
Energía	394 kcal
Proteína	10 g
H. carbono	18 g
Azúcares	5 g
Grasas	30 g

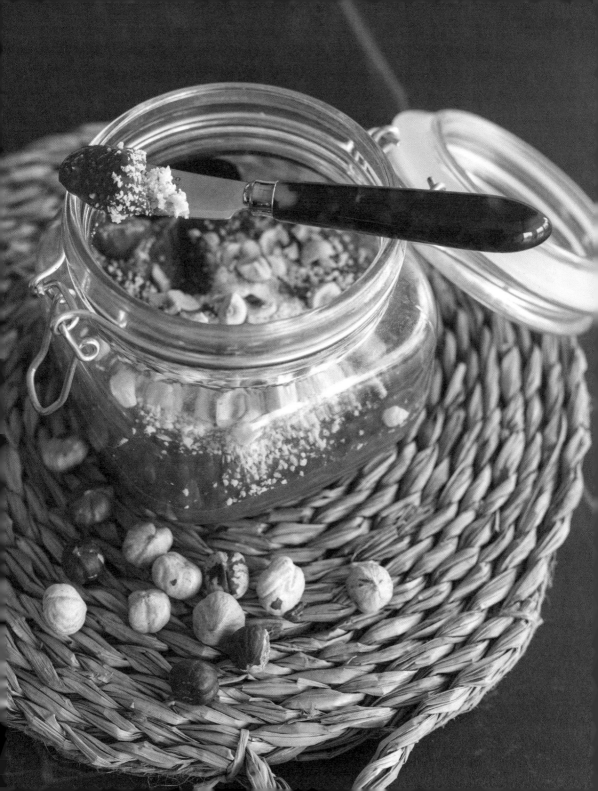

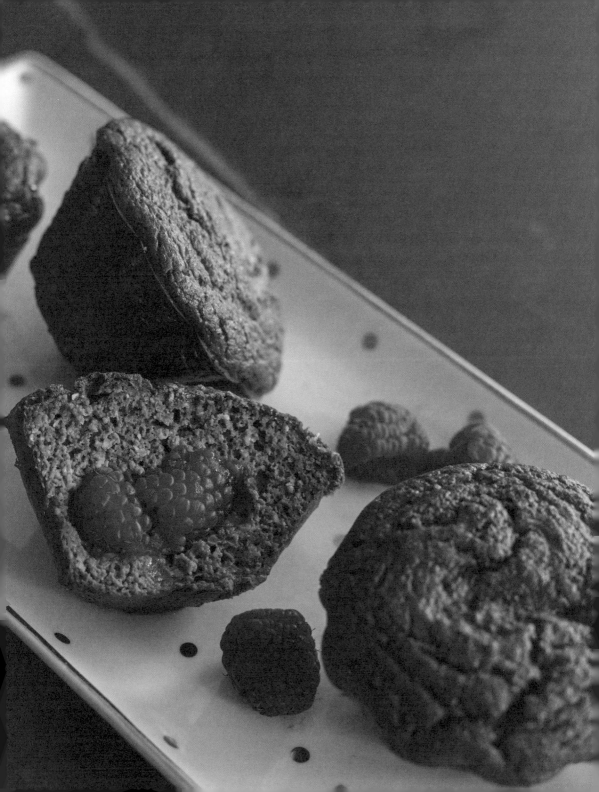

Muffins de calabaza

 6 unidades

 **10 minutos +
20 minutos
de horno**

* usa algarroba en lugar
del cacao

Ingredientes

210 g de calabaza cocida

3 cdas. de crema de anacardo u otra

3 huevos

120 g de coco rallado

120 g de almendra molida

1 sobre de levadura en polvo

1 cda. de algarroba o cacao puro

Topping

Frambuesas u otras frutas, frutos secos o chocolate

Preparación

1. Precalienta el horno a 200 °C con calor arriba y abajo.
2. Mezcla todos los ingredientes menos la algarroba o el cacao.
3. Reserva un tercio de la masa, añádele la algarroba o el cacao, y mezcla bien.
4. Añade el resto de la masa al molde y, por encima, agrega la mezcla con la algarroba.
5. En el centro pon las frambuesas o el *topping* elegido.
6. Hornea durante 20 minutos.

Nutriente	por 100 g
Energía	310 kcal
Proteína	10 g
H. carbono	7 g
Azúcares	2 g
Grasas	26 g

Palmera de chocolate

👤 **2 personas**

⏱ **10 minutos +**
20 minutos
de horno

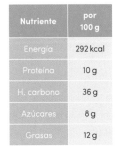 +12

Ingredientes

1 huevo
150 g de harina de avena o arroz (u otra harina)
1 cda. de mantequilla
3 dátiles
50 ml de bebida vegetal o leche (opcional)

Cobertura (opcional)
chocolate fundido: 30-40 g de chocolate con un 85 %
 de cacao + aceite de coco u oliva virgen extra
crema de anacardos

Preparación

1. Quita el hueso de los dátiles y añádelos a un bol con agua; déjalos 10 minutos en remojo.

2. Mientras tanto, en un bol agrega el resto de los ingredientes menos la leche, incorpora los dátiles y tritúralo todo junto. A la vez que remueves, ve incorporando poco a poco la leche. Te quedará una masa consistente, como para poder hacer la forma de corazón deseada.

3. Da a la masa forma de corazón encima de un papel vegetal con ayuda de una cuchara.

4. Hornea a 200 °C, con calor arriba y abajo, durante 20 minutos o hasta que veas que queda doradita.

5. Funde el chocolate con el aceite de coco en el microondas a máxima potencia durante 1½ minuto, en golpes de 30 segundos. También puedes ponerle una capa de crema de anacardo si quieres que te quede una palmera blanca. Enfría en la nevera.

....

🍶 Sustituye la mantequilla por aceite de coco.

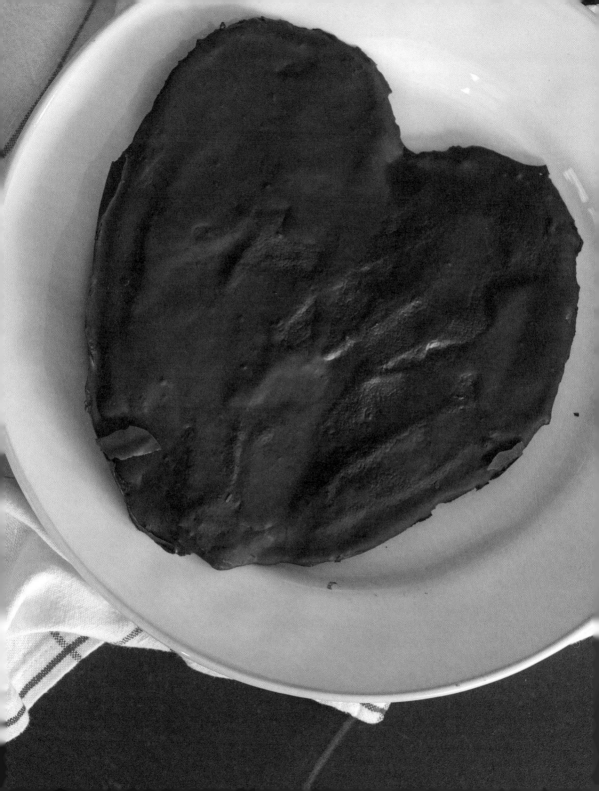

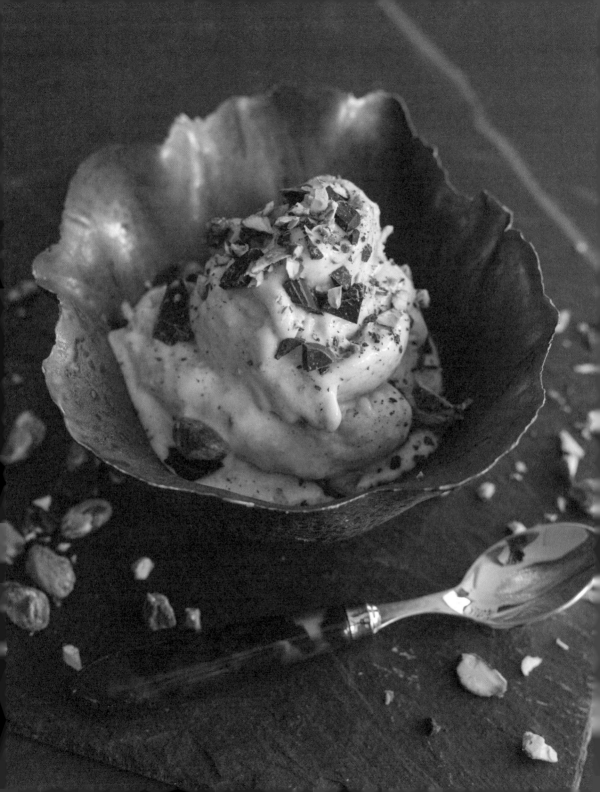

Helado de pistacho

2 personas

5 minutos

+6*

* si eliminas el chocolate

Ingredientes

60 g de yogur natural

1 plátano troceado y congelado

40 g de pistachos pelados

Decoración (opcional)

Trocitos de chocolate con un 85 % de cacao

Preparación

1. Descongela el plátano.
2. Tritura todos los ingredientes juntos.
3. Añade por encima el chocolate rallado o troceado. Sirve de inmediato o vuelve a congelarlo.

....

Sustituye el yogur por yogur vegetal.

Sustituye el pistacho por otros frutos secos.

Puedes cambiar los frutos secos por alguna fruta tipo mango o frambuesas.

Nutriente	por 100 g
Energía	155 kcal
Proteína	4 g
H. carbono	15 g
Azúcares	13 g
Grasas	8 g

Trucos para hacer tus postres caseros

El bizcocho no ha subido suficiente

- No has batido bien los ingredientes de la masa.
- Falta levadura o has puesto demasiada.
- Exceso de agua o grasa.
- Has usado un molde demasiado grande en proporción a la masa.
- La temperatura del horno era demasiado alta o baja.
- Has puesto el horno con calor arriba y abajo durante la cocción.
- Los ingredientes no estaban a temperatura ambiente.

El centro del bizcocho se hunde

- Falta de líquido en la masa.
- Ha habido poco tiempo de cocción o la temperatura del horno estaba baja.
- No has batido bastante los ingredientes.
- Has abierto la puerta del horno a mitad (o antes) de acabar la cocción.

El bizcocho no sube por los lados

- La temperatura ha sido superior a la adecuada.
- No has puesto bien la bandeja del horno.

Bizcocho apelmazado

- Falta de precalentado de horno o tiempo insuficiente.
- Exceso o defecto de batido de ingredientes.
- Demasiada cantidad de ingredientes.
- Lo has retirado del horno antes de que acabara de cocinarse.
- Has abierto la puerta del horno a mitad (o antes) de acabar la cocción.
- Has puesto la temperatura incorrecta del horno.
- Exceso de humedad en la masa (has utilizado fruta con mucha cantidad de agua).

El bizcocho se hunde al sacarlo del horno

- Se ha producido un descenso brusco de temperatura al sacarlo.
- Has abierto el horno antes de tiempo.
- No se ha cocinado correctamente (la temperatura está muy alta).
- Has puesto exceso de levadura.

Consejos generales para que los bollos caseros salgan bien

- Muchas veces sucede que la temperatura que alcanza nuestro horno no se corresponde con el número indicado. Si sospechas que esto es lo que pasa, puedes utilizar un termómetro para comprobar la temperatura y adaptarla.
- Uno de los principales problemas suele ser que el horno se ha precalentado en exceso o la temperatura es muy alta, lo que provoca que el bizcocho suba muy rápido, se haga por fuera y no permita que se acabe de cocinar por dentro.
- Lo ideal es colocar la bandeja en el centro del horno.
- Precalienta siempre el horno, no metas el bizcocho antes de que esté lo bastante caliente.
- Una vez que termine la cocción, lo mejor es apagar el horno y dejar el bizcocho o el dónut (o lo que sea) unos 5 minutos más dentro.
- No por poner mucha levadura va a subir más el bizcocho.
- Calienta el horno arriba y abajo, y cuando lo metas deja el calor solo abajo. Esto es un consejo si suelen quedarte crudos.
- Utiliza los ingredientes a temperatura ambiente, no fríos.
- Nunca abras la puerta del horno en medio de la cocción: una vez que ha pasado el tiempo de cocción (nunca antes), ahí sí se puede abrir ya la puerta del horno y pinchar con un palillo.
- Cuando utilices fruta, ten en cuenta que muchas tienen mucha agua y que podría hacer que la masa quedara muy líquida, así que en ese caso habría que compensar con otras frutas que no tengan tanta agua.
- Desmolda siempre en frío, nunca en caliente.

¿Se pueden congelar los bollitos caseros?

- Sí, se pueden congelar.
- Puedes envolverlos en un papel de cera de abeja o en un film transparente, y después meterlos en una bolsa de congelado hermética o un táper.

- Para descongelarlos, tendrías que sacarlos unas 8-10 horas antes a la nevera y hacer una descongelación progresiva.

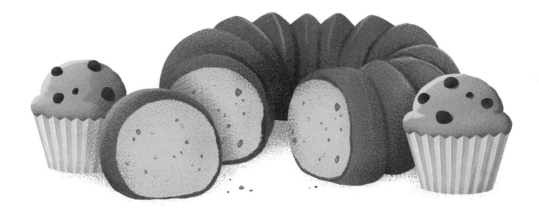

Todas las recetas son aptas para la congelación, excepto si se indica lo contrario con un icono en negativo.

Y, asimismo, todas las recetas son aptas durante el embarazo, en principio, excepto en aquellas recetas en las que aparece el icono de embarazo tachado.

Leyenda

Sin frutos secos	alimentación complementaria
Sin lácteos	+6 meses (siempre que se hayan introducido ya todos los ingredientes de la receta)
Sin huevo	+8 meses
Vegan	+12 meses
Apto FODMAP	

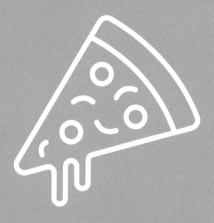

Recetas saladas

Todas las recetas de este apartado están elaboradas sin gluten, sin azúcar y sin edulcorantes artificiales.

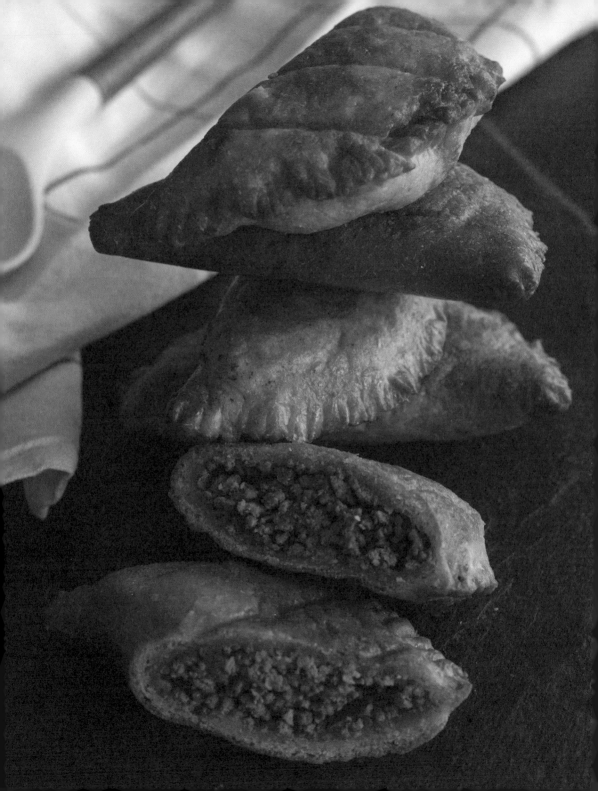

Empanadillas de yuca

 6 unidades

 30 minutos

  *

+12

* si no excedes los 75 g de yuca

Nutriente	por 100 g
Energía	133 kcal
Proteína	5 g
H. carbono	13 g
Azúcares	2 g
Grasas	5 g

Ingredientes

1 yuca (se vende cruda en algunos supermercados)

1 cda. de aceite de oliva virgen extra

1 huevo para pintar las empanadillas

Relleno

carne picada con verduras

Preparación

1. Pela la yuca y corta el hilo central, es la parte más dura. Córtala en cuadraditos.
2. Cocina al vapor en una olla durante 15-20 minutos. También puedes introducirla en un estuche de silicona platino apto para microondas con 20 ml de agua, a máxima potencia, durante 10 minutos o hasta que la yuca quede blandita.
3. Cuando esté tierna, espera a que se enfríe y ponla en una batidora o procesador de alimentos con 1 cucharada de aceite de oliva virgen extra. Tritúralo todo hasta que quede una masa homogénea y un poco pegajosa.
4. Divide la masa en bolas y redondéalas con las manos. Pon las bolas sobre 2 papeles de horno y amasa con un rodillo.
5. Dispón el relleno en el centro del círculo y procura que no toque los bordes de este.
6. Para cerrar las empanadas, une los bordes de la masa hasta formar un semicírculo. Aplasta los bordes con la mano o con ayuda de un tenedor.
7. Bate 1 huevo y pinta las empanadillas con un pincel.
8. Para hacer las empanadillas podrías introducirlas en el horno (a 180 °C precalentado, durante unos 20 minutos, siempre vigilando) o hacerlas en la freidora de aire (180 °C precalentada, durante 4 minutos de cocción) y así no utilizar nada de aceite.

 No pintes las empanadillas con el huevo batido.

Pan rápido

 2 unidades

 30 minutos de horno

+6*

* sin sal

Ingredientes

1 yogur griego
125 g de harina de trigo sarraceno o de avena u otra
sal y especias al gusto
1 cdta. de levadura en polvo

Preparación

1. Precalienta el horno arriba y abajo a 180 °C.
2. Mezcla los ingredientes secos (levadura, harina, sal y especias) y añade la mezcla al yogur. Para medir la harina puedes utilizar la misma medida del yogur.
3. Haz una bola con forma de pan y sepárala en dos. Haz una marca a la masa para que respire en el horno.
4. Hornéalo durante 20 minutos mientras lo vigilas.

....

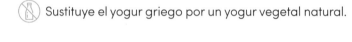 Sustituye el yogur griego por un yogur vegetal natural.

Nutriente	por 100 g
Energía	232 kcal
Proteína	9 g
H. carbono	30 g
Azúcares	2 g
Grasas	8 g

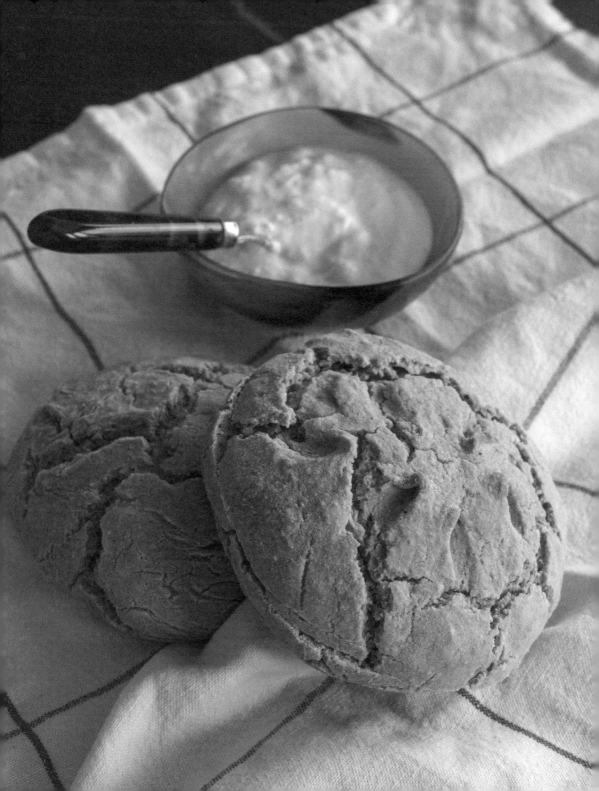

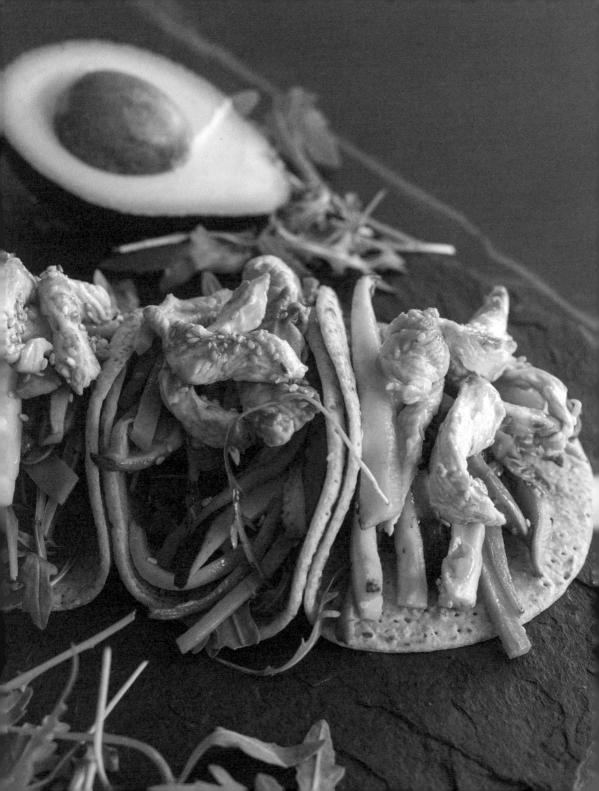

Fajitas

 2 personas

 10 minutos

Ingredientes

Crepes de trigo sarraceno (ver p. 190)

Relleno

1 calabacín

1 zanahoria

30 g de setas

125 g de pechuga de pavo o pollo cortada en tiras

especias varias: pimienta, pimentón dulce, orégano...

sal

queso mozzarella, para fundir

aceite de oliva virgen extra

Preparación

1. Rehoga todas las verduras cortadas en juliana en una sartén con un poco de aceite de oliva virgen extra y un poco de agua. Deja que se poche con la tapa puesta hasta que queden blanditas.

2. En otra sartén, haz a la plancha el pavo o pollo en tiras y añade las verduras blanditas y las especias. Rehógalo todo junto hasta que se dore. Reserva.

3. Haz las crepes vuelta y vuelta en la sartén, y ponles el relleno elegido. Añádeles queso mozzarella.

....

 Puedes cambiar la mozzarella por levadura nutricional.

 Sustituye las setas por patata cocida.

Nutriente	por 100 g
Energía	97 kcal
Proteína	6 g
H. carbono	11 g
Azúcares	2 g
Grasas	3 g

Rollitos de calabacín

 1-2 personas

10 minutos

+8*

* sin sal

Ingredientes

1 calabacín grande
200 g de caballa en aceite de oliva virgen extra
200 g de tomate frito o pisto de verduras
30-40 g de mozzarella rallada
orégano y sal al gusto
pimienta negra

Preparación

1. Corta el calabacín en láminas finas con un cuchillo o una mandolina. Pon las láminas entre papel de cocina.
2. Añade un chorrito de aceite de oliva virgen extra a una sartén. Introduce en ella el calabacín laminado sin que se amontone, para que se ablande y dore un poco, lo que te permitirá hacer los rollitos.
3. Mezcla la caballa con el tomate frito o el pisto.
4. Ahora haz los rollitos de calabacín juntando 4 láminas y poniendo una o dos cucharadas del relleno en el centro; enróllalas.
5. En una fuente para horno, pon los rollitos de calabacín y añade por encima la mozzarella rallada (opcional), orégano y pimienta negra. Si no le añades el queso, ya te lo puedes comer, pues todo está cocinado.
6. Si le has añadido el queso, mételo en el horno con grill a 200 °C, precalentado con calor arriba y abajo, durante unos 5-10 minutos; vigílalo.

....

Puedes sustituir la caballa por lentejas o garbanzos. También puedes cambiar el queso por queso vegano o no ponerlo.

Añade levadura nutricional en lugar de mozzarella.

Nutriente	por 100 g
Energía	105 kcal
Proteína	6 g
H. carbono	2 g
Azúcares	1 g
Grasas	8 g

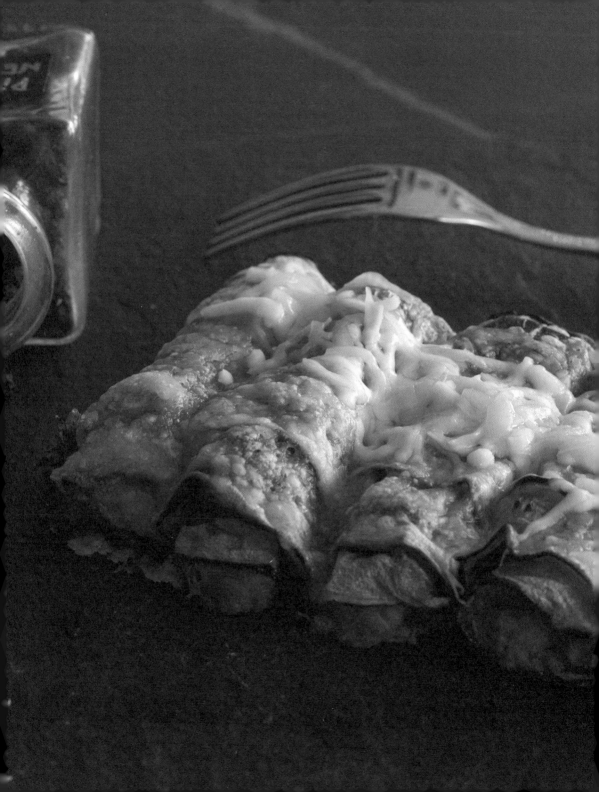

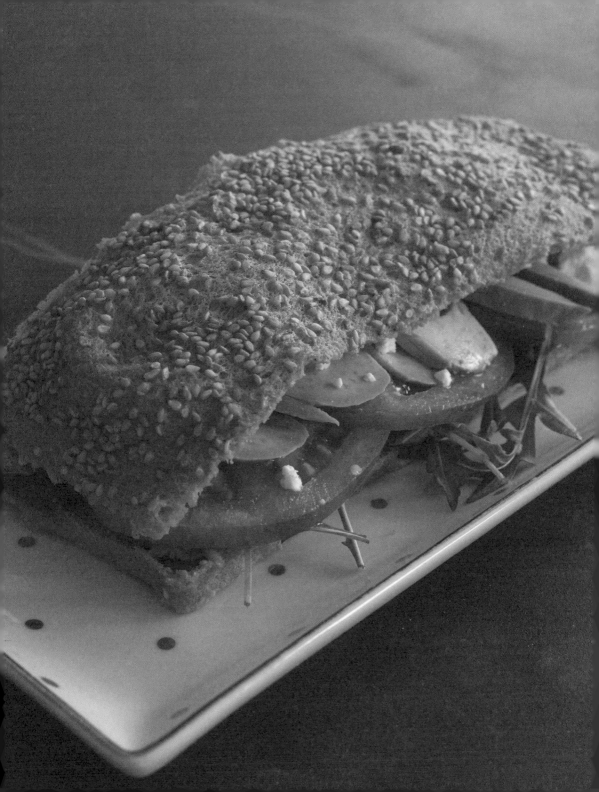

Pan de zanahoria tipo molde

 2 bocadillos o 4 tostadas

5 minutos

 +6*

* sin sal

Ingredientes

1 zanahoria rallada (100 g)

2 huevos enteros

50 g de harina de trigo sarraceno u otra

sal y especias al gusto: orégano, ajo en polvo, cebolla en polvo...

semillas de sésamo (opcional)

Relleno (opcional)

tomate

aguacate

queso fresco de cabra

aceite de oliva virgen extra

Preparación

1. Ralla la zanahoria, por ejemplo, con un pelador de patatas. Mezcla todos los ingredientes en un bol con una batidora de mano.
2. Añade la mezcla a un molde de silicona platino cuadrado engrasado primero con aceite. Si quieres, esparce por encima las semillas de sésamo.
3. Mételo al microondas a 700 W durante 4-5 minutos o hasta que quede con forma. También puedes probar a hacerlo en el horno a 180 °C hasta que veas que ha tomado forma.
4. Sácalo del molde en caliente para que la parte de abajo se seque y no se quede blanda. Puedes ponerlo sobre una rejilla.
5. Ábrelo por la mitad y rellénalo.

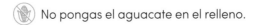

🚫 Puedes omitir el queso en el relleno.

🌽 No pongas el aguacate en el relleno.

Nutriente	por 100 g
Energía	155 kcal
Proteína	7 g
H. carbono	10 g
Azúcares	1 g
Grasas	9 g

Patatas al horno

+8*

* sin sal

Ingredientes

2 patatas
un chorrito de aceite de oliva virgen extra
sal
pimienta negra
perejil

Preparación

1. Precalienta el horno a 180 °C con calor arriba y abajo.
2. Pela y corta las patatas muy finitas con una mandolina.
3. En la bandeja de horno, sobre un papel vegetal, dispón las patatas unas encima de otras y añade el aceite, sal y especias por encima, por ejemplo, pimienta negra y perejil.
4. Mételo al horno durante unos 20 minutos, ¡y listo!

Nutriente	por 100 g
Energía	97 kcal
Proteína	2 g
H. carbono	15 g
Azúcares	1 g
Grasas	3 g

DIME QUÉ COMO AHORA

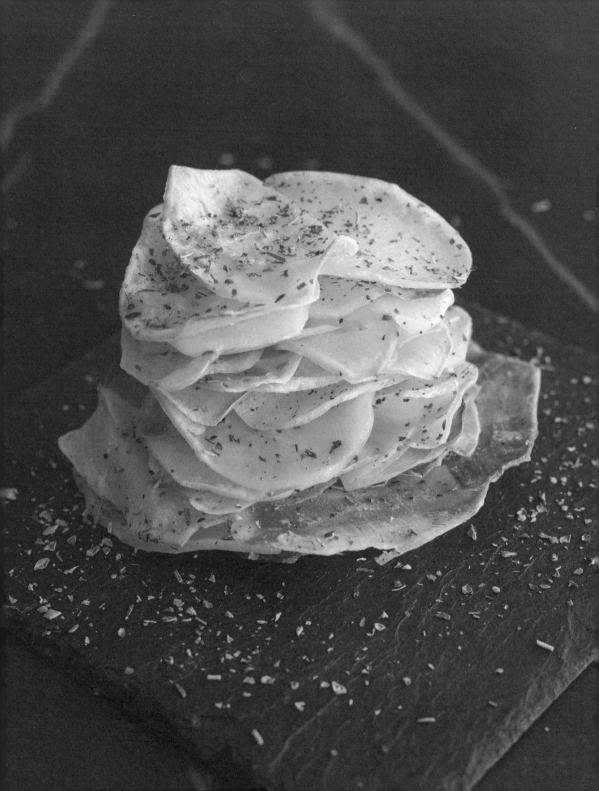

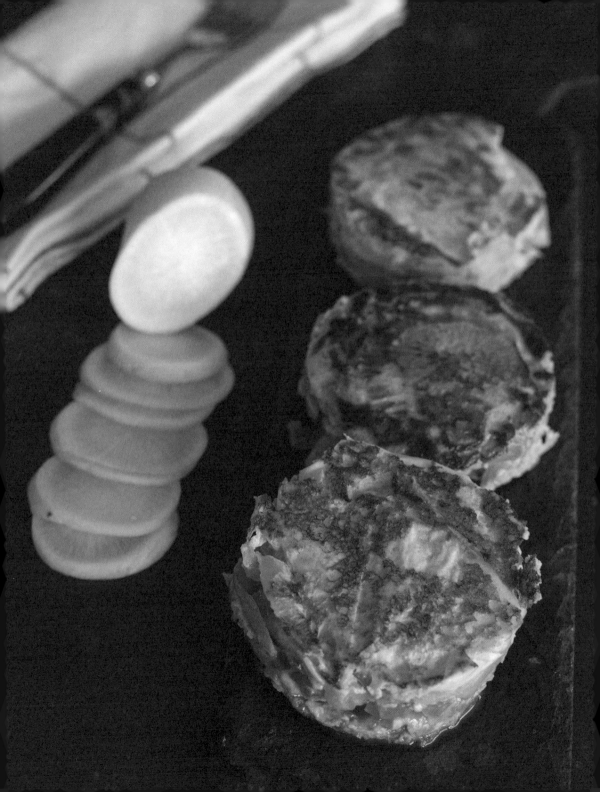

Tortilla de nabo

👤 **1-2 personas**

🕐 **20 minutos**

Ingredientes

2 nabos
1-2 huevos
½ cebolla pequeña o 1 puerro
sal y especias al gusto
aceite de oliva virgen extra

Preparación

1. Pela y corta los nabos en rodajas.
2. En una sartén, pon un chorrito de aceite de oliva virgen extra y un chorrito de agua, y añade los nabos. Pon la tapa de la sartén para que vayan pochándose. Estarán listos cuando estén blanditos.
3. Mientras tanto, haz lo mismo con la cebolla troceada (o el puerro); lo hago aparte porque necesitan tiempos diferentes. Ponla en una sartén con tapa y deja que se poche. Retírala cuando esté blandita y doradita.
4. Bate los huevos y agrega las verduras. Mezcla todo junto.
5. Incorpora la mezcla a una sartén caliente con un chorrito de aceite de oliva virgen extra, y vuelta y vuelta.

 Si no excedes los 75 g de nabo y sustituyes la cebolla o el puerro por la parte verde de la cebolleta.

Nutriente	por 100 g
Energía	55 kcal
Proteína	4 g
H. carbono	3 g
Azúcares	3 g
Grasas	3 g

Pizza a la sartén

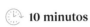 **1 persona**

 10 minutos

+12

Ingredientes

120 g de copos de avena o harina de sarraceno,
   u otra harina a tu gusto
150 g de agua
1 chorrito de aceite de oliva virgen extra
sal y especias al gusto

Relleno

rúcula
tomate frito
queso mozzarella
champiñones

Preparación

1. Pon en un bol los copos de avena, el agua, el aceite de oliva virgen extra, la sal y las especias. Mezcla todo bien.
2. Échalo a una sartén previamente engrasada, y vuelta y vuelta. Pon por encima los ingredientes y tapa la sartén durante unos segundos, hasta que el queso se deshaga, ¡y listo!

....

 Omite los champiñones en el relleno. Puedes añadir pavo o jamón cocido de calidad.

Nutriente	por 100 g
Energía	150 kcal
Proteína	7 g
H. carbono	19 g
Azúcares	0 g
Grasas	5 g

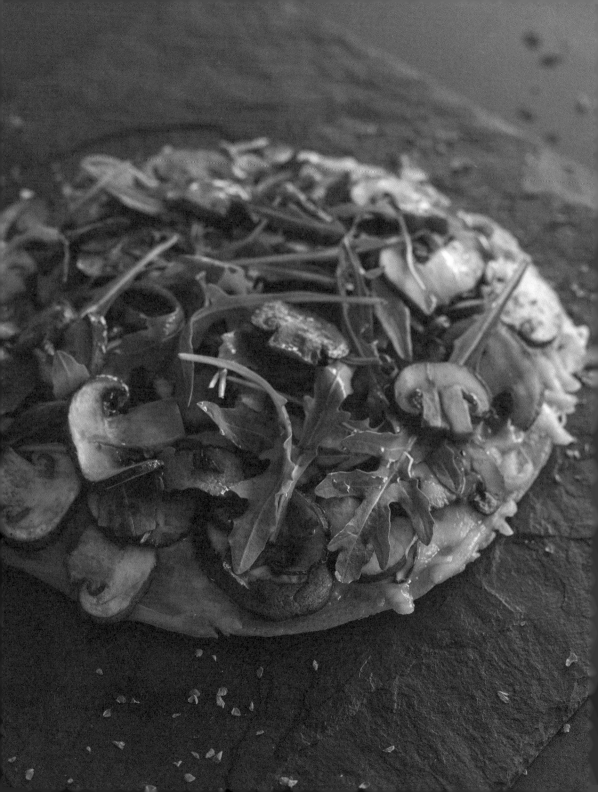

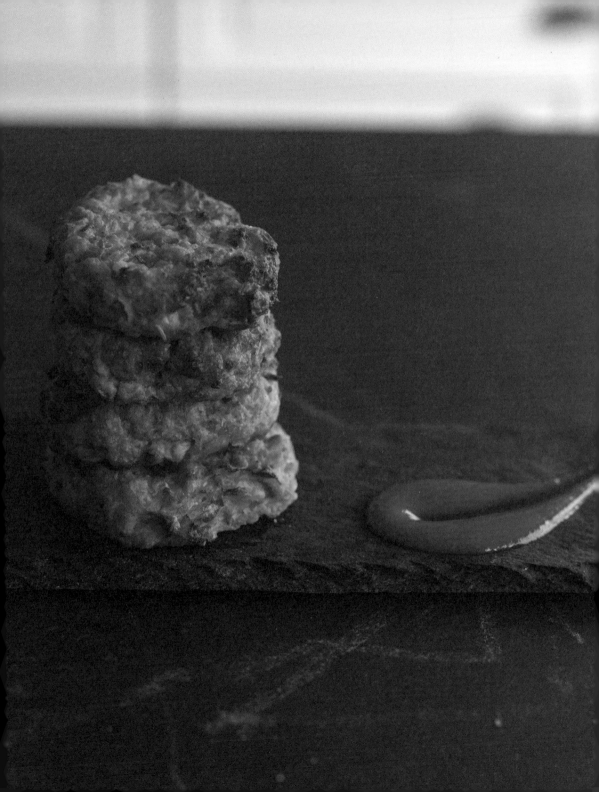

Hamburguesa de berenjena y sardinas

 2 unidades

 10 minutos

  +6

Ingredientes

1 berenjena mediana o 100 g de patata
1 huevo
1 lata de sardinas (atún, caballa, etc.)

Preparación

Ayúdate de un aro de acero inoxidable para poder hacer la forma de la hamburguesa en la sartén.

1. Abre la berenjena por la mitad y hazle unos cortes para que se caliente más fácilmente. Métela al microondas a 800 W durante 15 minutos.
2. Mientras tanto, bate el huevo y quítales bien todas las espinas a las sardinas.
3. Con una cuchara, saca la carne de la berenjena (quita la piel) y mézclala junto con el huevo batido y las sardinas.
4. Pon el aro en la sartén y añade la mezcla; cuando veas que se va haciendo, dale la vuelta.

Nutriente	por 100 g
Energía	94 kcal
Proteína	7 g
H. carbono	3 g
Azúcares	2 g
Grasas	6 g

Queso crema

8 raciones

**5 minutos +
24 horas de
refrigeración**

 +8*

* sin sal si es para niños
de menos de 1 año

Ingredientes

350-400 ml de yogur natural entero
una pizca de sal
especias al gusto, por ejemplo, hierbas provenzales

Preparación

1. Coloca un colador sobre un bol y una tela tupida (puede ser un trapito).
2. Vierte el yogur sobre la tela y añade la sal.
3. Ata el trapo como en el vídeo, con una pinza o una goma, y métalo en la nevera un mínimo de 8 horas, pero mejor si son 24 horas. El tiempo va a depender del tipo de yogur que uses, así que lo más fácil es ir echándole un vistazo.
4. Estará listo cuando tenga la consistencia deseada, tipo queso crema. Agrega por encima las hierbas provenzales o las especias elegidas.

. . . .

 Sustituye el yogur por uno vegetal, pero ten en cuenta que entonces el tiempo en la nevera serán unas 24 horas.

Nutriente	por 100 g
Energía	57 kcal
Proteína	4 g
H. carbono	4 g
Azúcares	4 g
Grasas	3 g

CONSERVACIÓN: Siempre en nevera, en un táper de cristal con válvula abierta, importante. Dura aproximadamente 5 días.

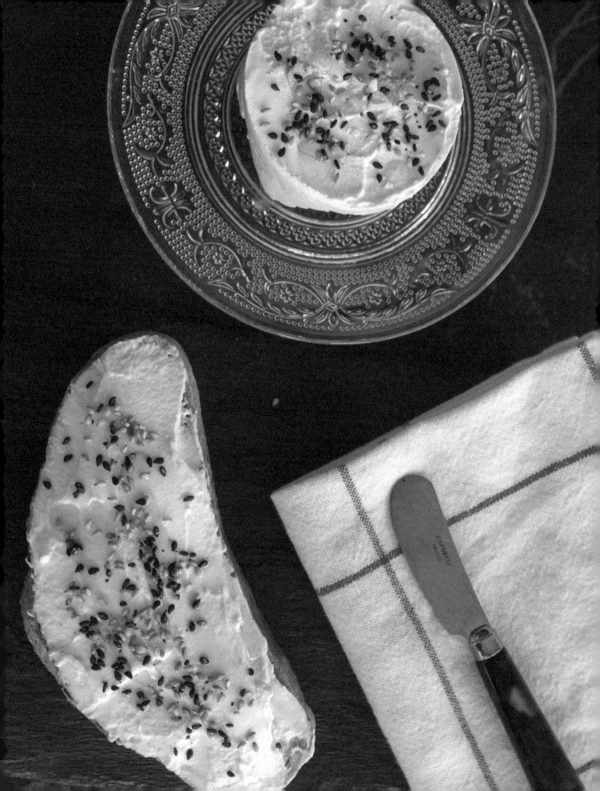

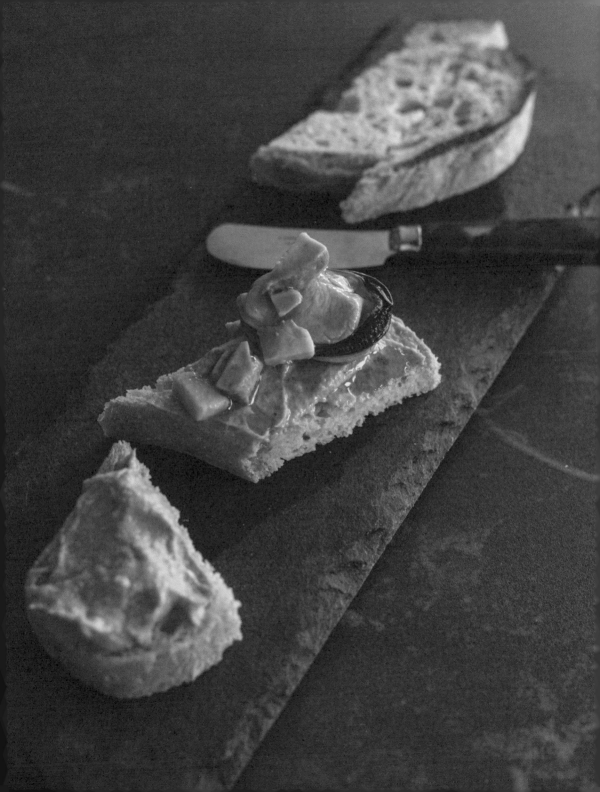

Paté de mejillones

 2 personas

 5 minutos

 +6*

* para niños menores de
1 año utiliza mejillones
cocidos al natural, sin
sal

Ingredientes

80 g de mejillones cocidos al natural o en escabeche
½ aguacate mediano
un chorrito de zumo de limón

Preparación

1. Tritura todo junto, ¡y listo!
2. Si quieres todavía más sabor, añade un poco del jugo de los
   mejillones en escabeche.

 Puedes sustituir el aguacate por queso crema (p. 226).

Nutriente	por 100 g
Energía	113 kcal
Proteína	7 g
H. carbono	1 g
Azúcares	0 g
Grasas	9 g

TIP: Si no te gustan o no puedes tomar mejillones, puedes
sustituirlos por sardinas (sin espinas) o por caballa o atún.

Hamburguesas de espinacas

 5 unidades

 15 minutos

+12

Ingredientes

1 patata cocida (80 g aprox.)

100 g de espinacas frescas

2 cdas. de harina de sarraceno o arroz

2 dientes de ajo

30 g de queso fresco de cabra

pimienta y sal al gusto

Preparación

1. Saltea en la sartén las espinacas junto con el ajo.
2. Aplasta la patata con un tenedor y añade la harina, la pimienta y la sal. Mezcla bien.
3. Ahora agrega el queso a la mezcla.
4. Haz bolitas con las manos y aplástalas.
5. Cocina en la sartén vuelta y vuelta.

 Puedes cambiar el queso de cabra por queso crema (p. 226).

 Saltea las espinacas con ajo infusionado en AOVE en lugar del ajo entero.

Nutriente	por 100 g
Energía	115 kcal
Proteína	4 g
H. carbono	18 g
Azúcares	1 g
Grasas	2 g

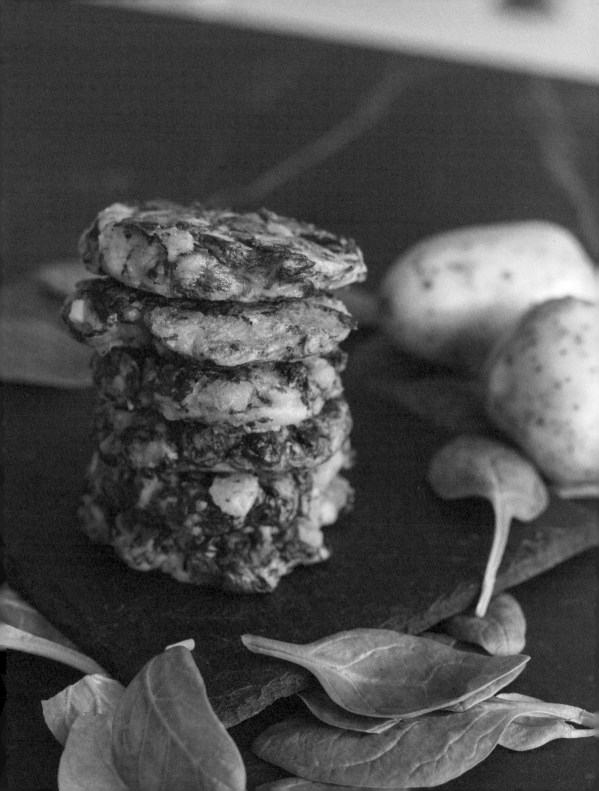

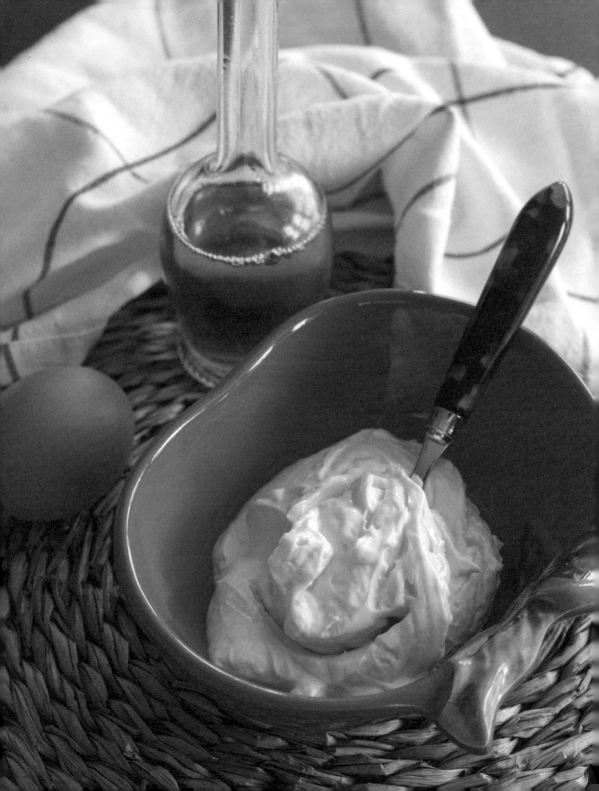

Mayonesa con huevo cocido

 2-3 personas

 5 minutos

+6*

* sin sal

Ingredientes

2 huevos cocidos
3 cdas. de aceite de oliva virgen extra arbequina
1 cda. de zumo de limón
sal al gusto

Preparación

1. Pon todos los ingredientes en el recipiente y bate todo junto hasta que coja textura de mayonesa. ¡Listo!

Nutriente	por 100 g
Energía	292 kcal
Proteína	9 g
H. carbono	0 g
Azúcares	0 g
Grasas	28 g

TIP: Para la mayonesa yo utilizo aceite de oliva virgen extra, variedad arbequina; le aporta un sabor suave y dulce y, además, estamos usando un aceite de calidad.

Albóndigas de ternera

 14 unidades

  **25 minutos +
25-35 minutos
de cocción**

 +6

Ingredientes

500 g de carne de ternera picada

1 huevo

2 calabacines rallados

una pizca de pimienta negra y sal

200 g de tomate rallado

1 calabacín

½ cebolla picada

1 zanahoria

2 cucharadas de guisantes cocidos

especias al gusto

Preparación

1. Empezamos por la salsa: sofreímos la cebolla, añadimos el tomate y dejamos que se sofría todo junto a fuego medio durante unos 15 minutos aproximadamente; verás que cambian la textura y el color del tomate. La salsa se espesa.

2. Mientras tanto, pon en un bol la carne picada, condiméntala con las especias elegidas y sal, y añádele el huevo y los calabacines rallados. Mezcla todo hasta que se integre, y haz bolitas pequeñas.

3. Calienta una sartén con aceite de oliva virgen extra y dóralas por todos los lados. Después se cocinarán bien por dentro junto con la salsa.

4. Ahora agrega la zanahoria y el calabacín troceados, los guisantes y las albóndigas a la salsa de tomate. Cubre de agua y déjalas cocer a fuego lento para que terminen de hacerse, durante aproximadamente 20-30 minutos.

 Sustituye la cebolla por la parte verde de la cebolleta y omite los guisantes.

Nutriente	por 100 g
Energía	114 kcal
Proteína	5 g
H. carbono	2 g
Azúcares	2 g
Grasas	9 g

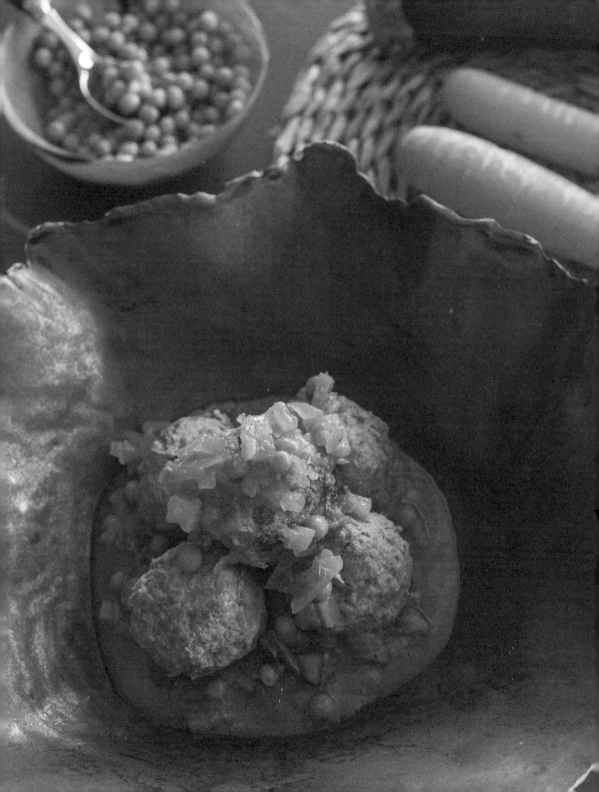

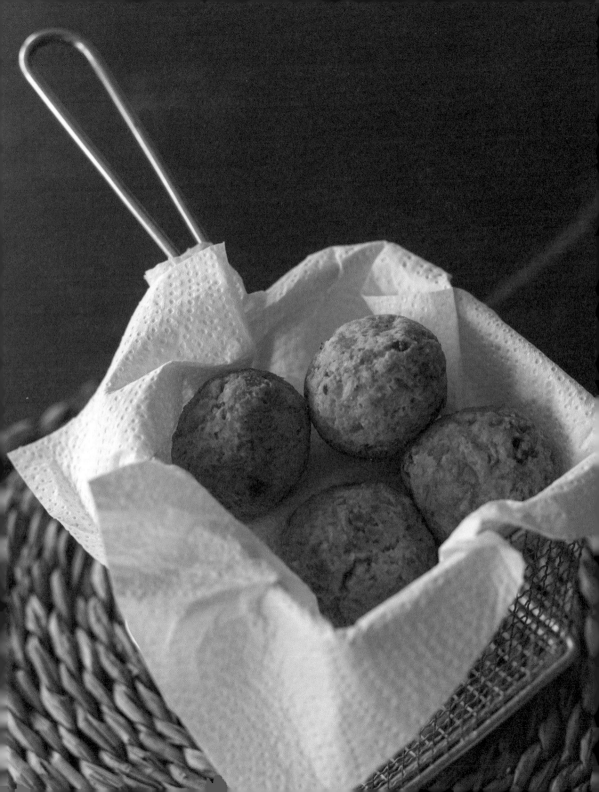

Albóndigas de pollo

1 persona
(4 unidades)

**5 minutos +
20 minutos
de horno**

Ingredientes

1 muslo de pollo
50 g de zanahoria o calabaza cocidas
harina de avena o sarraceno (o la que prefieras)

Preparación

1. Hierve o cocina al vapor el pollo. Desmenúzalo y mézclalo con la zanahoria y la harina de avena que necesites para hacer las bolitas de la masa.

2. Métalas al horno, precalentado con calor arriba y abajo a 180 °C, unos 20 minutos. También puedes cocinarlos en la freidora de aire.

Nutriente	por 100 g
Energía	115 kcal
Proteína	14 g
H. carbono	7 g
Azúcares	1 g
Grasas	4 g

Hamburguesas de pescado

 4 unidades pequeñas

(1-2 personas)

 20 minutos

 +6

Ingredientes

50 g de pescado: lomo de merluza, lenguado, etc.

30 g de patata cocida

⅓ de puerro

30 g de zanahoria rallada

¼ de cebolla

30 g de calabacín rallado

aceite de oliva virgen extra

romero

harina de avena o sarraceno (o la que quieras)

Preparación

1. Pela la cebolla y el puerro, y trocéalos en trocitos pequeños. Cocínalos en una olla pequeña con un poco de agua, un chorrito de aceite de oliva virgen extra y un poco de romero, a fuego lento, para que vaya pochándose.

2. Pica el pescado elegido y añádelo a las verduras.

3. Aplasta la patata cocida con un tenedor (no la cocines más de 15-20 minutos para que no quede muy aguada).

4. En un bol incorpora el pescado con la cebolla y el puerro, la patata, la zanahoria rallada y el calabacín, y mezcla todo bien.

5. Añade harina poco a poco hasta conseguir una masa suave y firme. Haz la forma de hamburguesa.

6. Métela en la freidora de aire 4-5 minutos a 180 °C o en el horno a 180 °C unos 20 minutos.

Nutriente	por 100 g
Energía	93 kcal
Proteína	6 g
H. carbono	9 g
Azúcares	2 g
Grasas	3 g

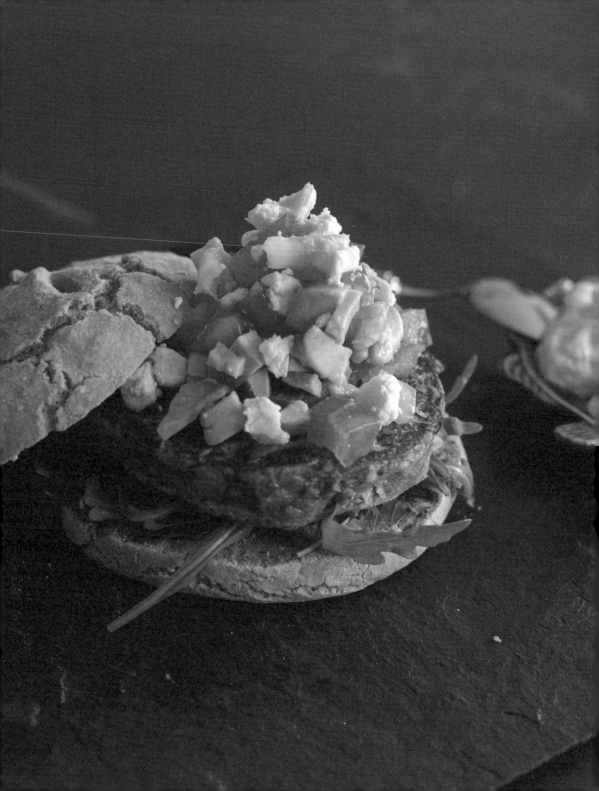

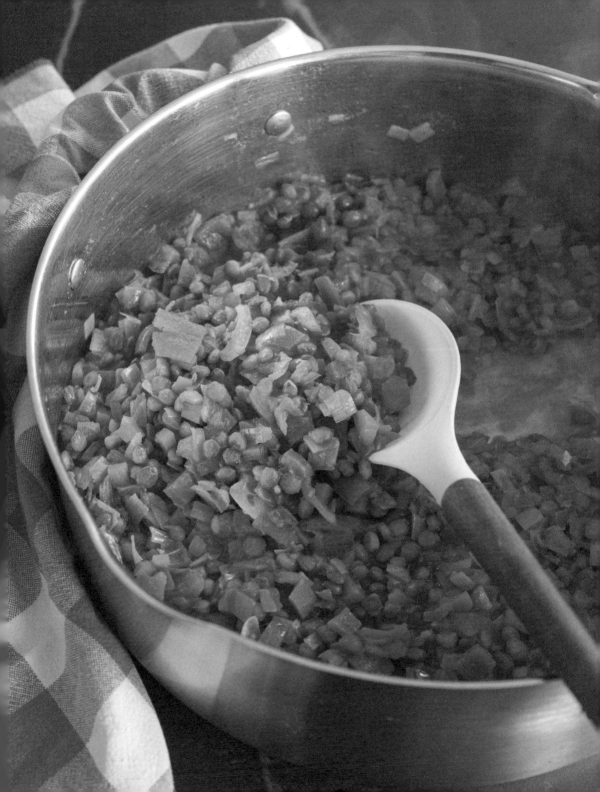

Boloñesa de lentejas

 3 personas

🕐 25 minutos

Ingredientes

500 g de lentejas cocidas (pueden ser de bote)
350 g de tomate natural
1 cebolla
1 puerro
2 zanahorias medianas
1 diente de ajo
1 pimiento verde
orégano, romero, pimienta negra y sal
aceite de oliva virgen extra

Preparación

1. Pica la cebolla con el puerro y el ajo, y póchalos en una sartén a fuego medio con aceite de oliva virgen extra. Pon la tapa en la sartén y ve removiendo cada cierto tiempo hasta que estén blanditos y doraditos.
2. Añade la zanahoria y el pimiento picados, y cocina 5 minutos más o hasta que queden blanditos.
3. Incorpora el tomate troceado a la mezcla y cocina a fuego suave unos 15 minutos. No dejes de remover. Añade las especias y la sal.
4. Añade las lentejas pasados los 15 minutos y sigue cocinando hasta que alcance la textura deseada. Rectifica de sal.

Sustituye la cebolla por la parte verde de la cebolleta. No añadas el ajo y el puerro, o sofríelos y retíralos después. Incorpora solo un cuarto del pimiento.

Nutriente	por 100 g
Energía	58 kcal
Proteína	3 g
H. carbono	7 g
Azúcares	3 g
Grasas	1 g

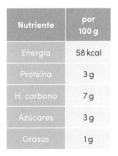

Pasta con salsa de calabaza

3 personas

15 minutos

+12

Ingredientes

200 g de calabaza cocida

100 g de bebida vegetal

30 g de queso fresco de cabra

30 g de anacardos

pimienta y sal

500 g de tallarines de arroz u otra pasta

250 g de filete de pavo troceado

Preparación

1. Pon los anacardos en remojo al menos 15 minutos.
2. Cocina la pasta como indique el envase.
3. Tritura la calabaza cocida, los anacardos, la bebida vegetal y el queso de cabra. Salpimienta al gusto.
4. Añade la salsa a la pasta y el filete de pavo troceado.

Puedes cambiar el queso por 30 g de anacardos o por yogur de soja.

En lugar de los anacardos, usa 30 g de queso fresco.

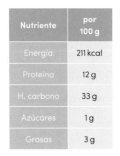

Nutriente	por 100 g
Energía	211 kcal
Proteína	12 g
H. carbono	33 g
Azúcares	1 g
Grasas	3 g

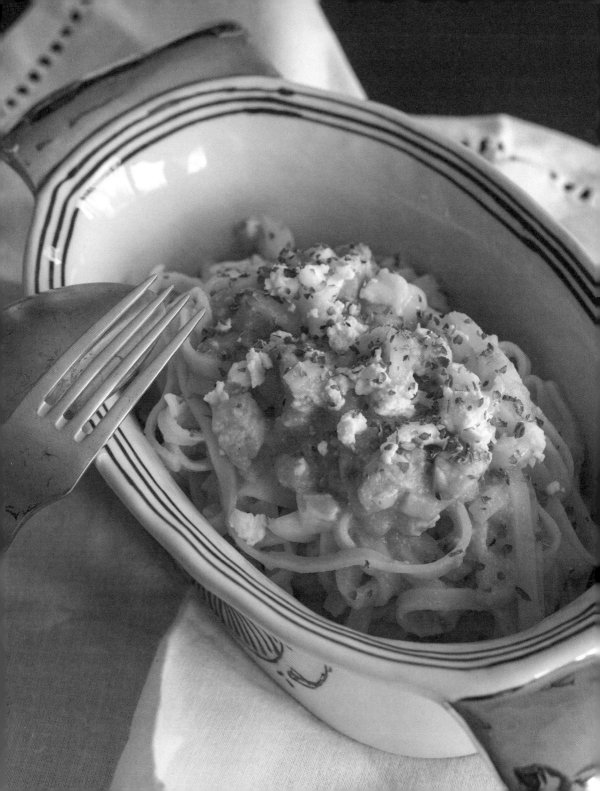

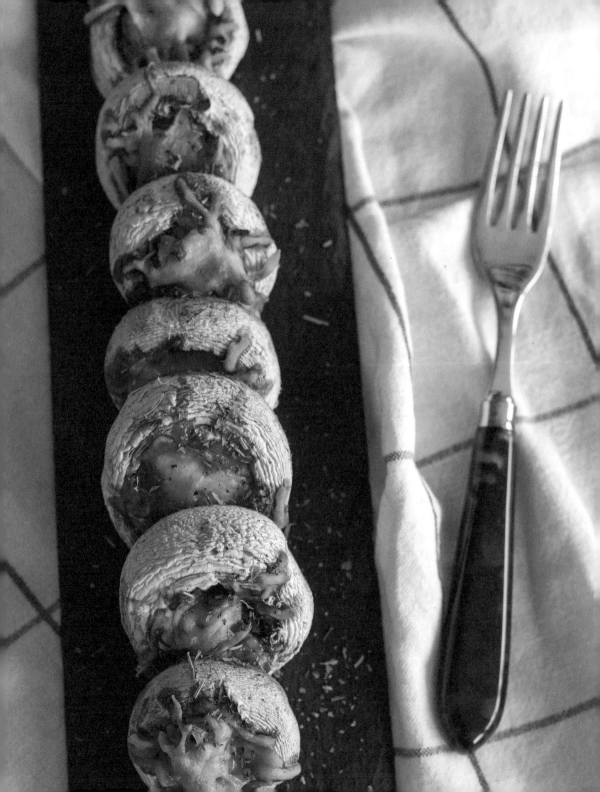

Champiñones rellenos al horno

 2 personas

 5 minutos +
20 minutos
de horno

 +9

Ingredientes

8 champiñones enteros

25 g de tomate natural triturado (puede ser de lata)

40 g de queso mozzarella rallado

20 g de pavo o jamón cocido o lacón ibérico o atún
o caballa o tofu

orégano

Preparación

1. Limpia los champiñones y corta la parte interna para que nos quede forma de bol.

2. En una bandeja sobre papel de horno, dispón los champiñones y rellénalos primero con el tomate y luego con el pavo, el queso y el orégano por encima.

3. Hornea a 180 °C, con calor arriba y abajo, durante unos 20 minutos, hasta que los champiñones se hayan dorado.

 Cambia el queso por levadura nutricional.

Nutriente	por 100 g
Energía	52 kcal
Proteína	6 g
H. carbono	1 g
Azúcares	1 g
Grasas	2 g

Falsa carbonara

👤 **3 personas**

⏱ **10 minutos**

Ingredientes

1 coliflor

1 cda. de mantequilla líquida o ghee o queso crema (p. 226)

½ vaso de bebida vegetal o de leche

20 ml de agua

ajo en polvo, cebolla en polvo, comino, nuez moscada y pimienta negra

sal al gusto

250 g de pollo a la plancha

500 g de pasta de legumbre

Preparación

1. Hierve la coliflor, cuela bien el agua y tritúrala con el resto de los ingredientes excepto el pollo y la pasta.
2. Haz el pollo a la plancha y trocéalo. Cuece la pasta elegida, yo usé pasta de legumbre. Mezcla todo, ¡y listo!

 Utiliza queso crema (p. 226) en lugar de mantequilla. En lugar de la leche, usa la bebida vegetal.

Nutriente	por 100 g
Energía	193 kcal
Proteína	16 g
H. carbono	21 g
Azúcares	2 g
Grasas	4 g

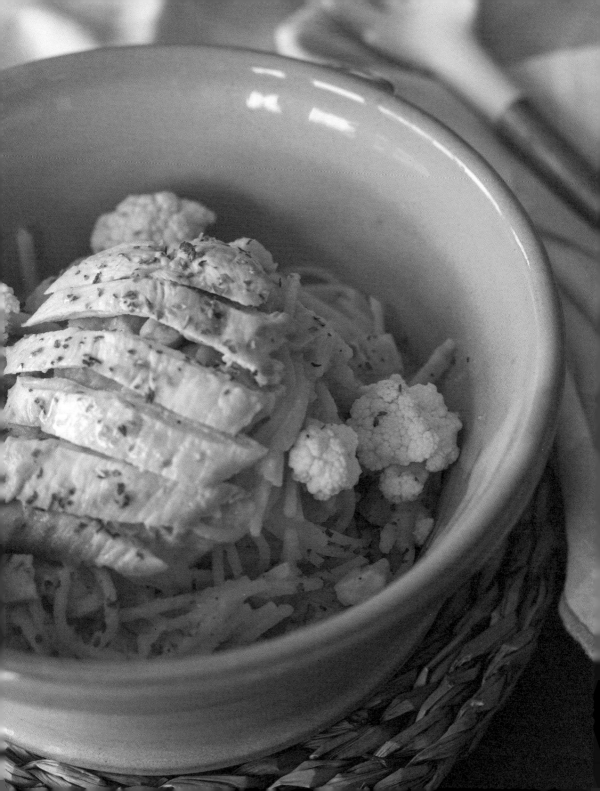

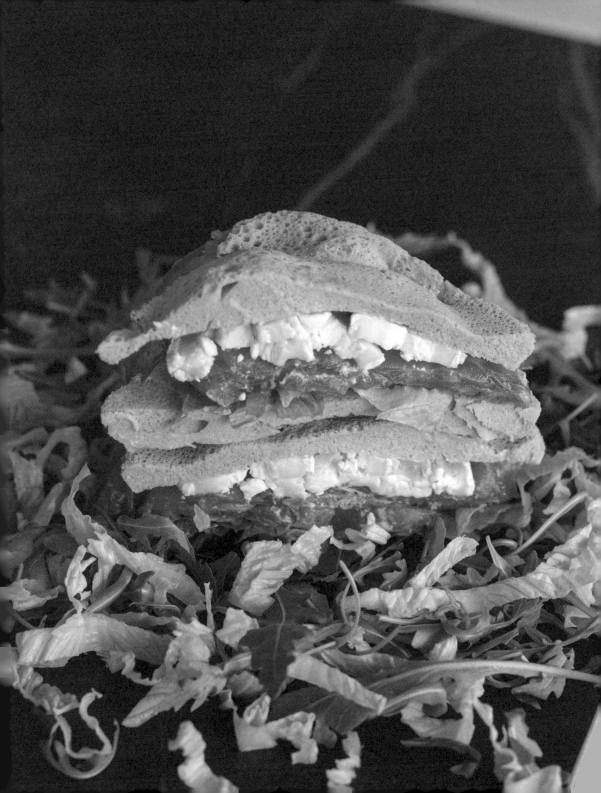

Pan de molde

 1 persona

 5 minutos

**+6***

* sin sal

Ingredientes

1 huevo entero

3 cucharadas de almendra molida u otro fruto seco

½ cdta. de levadura en polvo

especias y sal al gusto: ajo en polvo, cebolla en polvo, pimienta negra, etc.

Relleno

lechuga

queso fresco

salmón marinado

tomate

Preparación

1. Combina bien todos los ingredientes y añade la mezcla a un molde rectangular (yo he utilizado un táper de vidrio engrasado con aceite de oliva virgen extra) o bien directamente a una sartén.

2. En caso de hacerlo en el molde, introdúcelo en el microondas 2½ minutos a 700 W o hasta que se haga. También puedes probar a hacerlo en el horno a 180 °C, hasta que veas que se ha hecho la forma. Si lo haces en la sartén pequeña, deja que se dore por ambos lados.

3. Rellénalo a tu gusto.

....

 Sustituye el queso fresco por otras opciones de relleno.

 Cambia la almendra por harina de arroz o por la que prefieras.

Nutriente	por 100 g
Energía	278 kcal
Proteína	13 g
H. carbono	4 g
Azúcares	1 g
Grasas	23 g

Conclusión

Los seres humanos podemos comer de todo, incluso ultraprocesados; por suerte, nuestra capacidad de adaptación es enorme, aunque esto no significa que determinados alimentos no nos hagan enfermar. De hecho, tomar con regularidad productos que nuestro cuerpo no reconoce, como los ultraprocesados, hace que nos inflamemos. La inflamación provoca que nuestras bacterias buenas no puedan alimentarse y no sean capaces de realizar sus funciones beneficiosas, entre las que se encuentran defendernos de los patógenos que proceden del exterior y pueden hacernos enfermar, o transformar los alimentos en vitaminas o en energía.

Así, alterar la composición de la microbiota intestinal comprometerá la inmunidad y nos hará más propensos a enfermar.

Podremos encontrarnos más cansados, sin energía, y también afectará a la conexión intestino-cerebro, por lo que estaremos de peor humor, más desconcentrados, con más ansiedad e irritabilidad, es posible que experimentemos estreñimiento o diarrea, hinchazón, que tengamos digestiones pesadas, etc.

Otro aspecto que no debemos olvidar es que los alimentos deben cumplir unos requisitos de inocuidad más allá del aspecto, el olor y el sabor si queremos comer seguro y no introducir en el cuerpo microorganismos indeseables que podrían causarnos infecciones, intoxicaciones o enfermedades.

Piensa que, si ahora no tienes tiempo para cuidar de tu salud, después necesitarás tiempo para cuidar de tu enfermedad.

Bibliografía

Para acceder a la información detallada de los libros, páginas web y artículos científicos escanea el siguiente código QR:

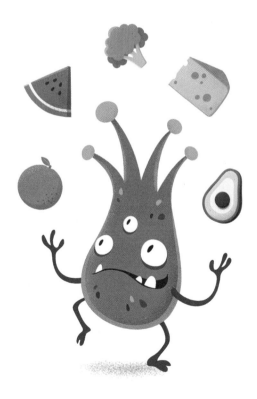

Índice de recetas

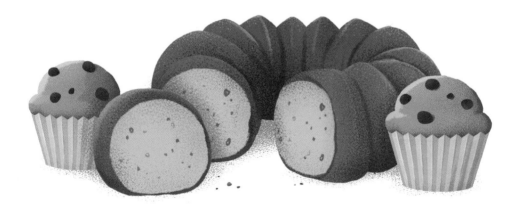

RECETAS SALADAS

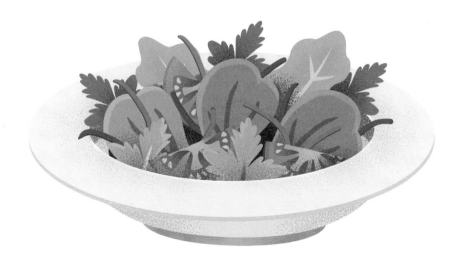

Índice de ingredientes